W0206822

Dr. Alois Weber

KANINCHEN

Homöopathie und Kräuteranwendung

Dr. Alois Weber

Kaninchen

Homöopathie und Kräuteranwendung

- Haltung und Fütterung
- Beschreibung der Krankheiten
- Behandlungsvorschläge
- und vieles mehr …

ENNSTHALER VERLAG, A-4402 STEYR

ISBN 3 85068 463 6

Satz, Druck und Verlag: Ennsthaler, A-4402 Steyr

Inhalt

Vorwort

Liebe Leser

Vor Ihnen liegt ein völlig neuartiges Buch über die Anwendung homöopathischer Medikamente bei Kaninchen. Es beschreibt das Erkennen von Krankheiten beim Kaninchen sowie homöopathische Behandlungsmöglichkeiten. Dieses Buch ist übersichtlich in zwei Hauptabschnitte gegliedert. Im ersten Abschnitt wird über das Kaninchen in der Heimtierhaltung berichtet sowie die Grundlagen der homöopathischen Behandlung besprochen. Im zweiten Abschnitt werden die wesentlichsten Krankheiten beim Kaninchen sowie die homöopathische Behandlung dieser Krankheiten erklärt. Die Erfahrung hat gezeigt, daß gerade die homöopathische Behandlung von Krankheiten bei den Kaninchen äußerst erfolgreich ist. Seit mehr als zwanzig Jahren wird von mir die Homöopathie bei der Behandlung dieser Haustiere eingesetzt, die oft der klassischen, chemischen Medizin überlegen ist. Beachten Sie jedoch, daß dieses Buch keinesfalls eine Diagnose durch Ihren Tierarzt ersetzen kann. Wenn Ihr Tier Krankheitssymptome oder sonstige Beschwerden zeigt, stellen Sie im Interesse Ihres Tieres keine Selbstdiagnose. Ziehen Sie bei Anwendung von Behandlungsvorschlägen aus diesem Buch Ihren Tierarzt bei, der sie unterstützend beraten wird.

Hinweis: Die in diesem Buch enthaltenen Ratschläge und Behandlungsvorschläge sind vom Autor sorgfältig ausgewählt und überprüft worden, dennoch muß jegliche Haftung und Gewähr für die Vorschläge und Rezepturen seitens des Autors oder des Verlages für Personen-, Sach- oder Vermögensschäden ausgeschlossen werden. Dieses Buch kann den Gang zum Tierarzt nicht ersetzen.

Wels, im Jänner 1997

Dr. Alois Weber
Fachtierarzt für Kleintiere

Die Homöopathie

Begründer der Homöopathie ist der deutsche Arzt, Samuel Hahnemann 1756 in Meißen als Sohn eines Porzellanmalers geboren, gestorben 1843 in Paris. Er war zu seiner Zeit einer der berühmtesten und gebildetsten Ärzte. Er hat in Leipzig, Erlangen und in Wien, Medizin, Chemie und Philosophie studiert. Schon als junger Arzt stellte er die berühmte „Simile-Regel“ auf: „Similia similibus curentur.“ Das heißt: „Ähnliches kann durch Ähnliches geheilt werden.“ Was bedeutet nun diese „Ähnlichkeitsregel“? Hahnemann führte keine Tierversuche zur Erprobung von Heilmitteln durch, sondern erprobte seine Theorien an sich selbst oder an Freunden und Kollegen. Bei seinem berühmten Selbstversuch mit der Chinarinde stellte sich nach Einnnahme dieser Substanz Wechselfieber (wie bei Malariaerkrankung) ein. Indem er eine hochverdünnte und potenzierte Dosis Chinarinde einnahm, konnte er die Symptome des Wechselfiebers wieder zum Verschwinden bringen.

Homöopathische Mittel werden in folgenden Formen angeboten:

1. **Flüssig** (Dilution = in Alkohol gelöst). Diese Darreichungsform ist in der Regel bei Kaninchen nicht anwendbar, da Kaninchen alkoholische Tropfen nicht tolerieren.
2. **Tabletten** (mit Milchzucker vermischt). Zur Behandlung von Heimtieren sehr zu empfehlen. Verabreichung: eine Tablette täglich mit dem Trinkwasser, wenn nicht anders verordnet.
3. **Globuli** (Milchzucker-Kügelchen). 5-10 Globuli täglich, im Trinkwasser auflösen.

Ein Zergehenlassen der Tabletten und Globuli auf der Zunge, wie es beim Menschen bevorzugt wird, ist naturgemäß bei den Kaninchen nicht möglich. Langjährige Erfahrungen des Autors haben gezeigt, daß bei Behandlung von Heimtieren mit homöopathischen Medikamenten das Schlucken von Tabletten und Globuli die uneingeschränkt gleiche Wirkung zur Folge hat.

Was bedeutet die Potenz in der Homöopathie

Homöopathische Heilmittel werden in stark verdünnter und potenzierter Form angewandt. Aus diesem Grund können auch Arzneimittel, die in ihrer Ursubstanz hochgiftig sind, wie z.B. die Tollkirsche, Arsen, u.v.a., in die Therapie einbezogen werden. Während des Verdünnungsvorganges werden die Heilmittel verschüttelt. Erst durch diesen Verschüttelungsprozeß werden die Heilkräfte freigesetzt. Um homöopathische Heilmittel herzustellen, genügt es daher nicht, nur die Ursubstanz zu verdünnen. Zur näheren Erläuterung will ich dies anhand der Tollkirsche erklären. Ein Teil der Ursubstanz Tollkirsche wird mit neun Teilen Alkohol gemischt und anschießend mindestens zehnmal kräftig geschüttelt (potenziert). Das Resultat dieses ersten Potenzierungsverfahrens wird mit D1 bezeichnet. Nimmt man jetzt einen Teil D1 der Tollkirsche und veschüttelt diesen wiederum mit neun Teilen Alkohol, dann erhält man Tollkirsche D2. Dieses Verfahren kann man bis zu D200 und mehr fortsetzen. Dabei bedeutet der Buchstabe D = Dezimal. Eine andere Art der Potenzierung ist die C-Potenz, bei der ein Teil der Wirksubstanz mit 99-Teilen Alkohol verschüttelt wird.

Tiefe Potenzen:	Urtinktur 0 bis D6 (C6)
Mittlere Potenzen:	D7 bis D24 (C7 bis C24)
Hohe Potenzen:	D30 (C30) bis unendlich
Dl = 1/10	Cl = 1/100
D2 = 1/100	C2 = 1/10.000
D3 = 1/1.000	C3 = 1/1.000.000
D4 = 1/10.000	C4 = 1/100.000.000

Die Stärke (Potenz) eines homöopathischen Arzneimittels hängt vom Verdünnungsgrad ab. Je verdünnter das Arzneimittel, desto stärker wirkt es bei passendem Arzneimittelbild (siehe Kapitel Arzneimittellehre). Das bedeutet, je weniger von der ursprünglichen Substanz nach jeder Verdünungsstufe enthalten ist, desto stärker ist die Heilkraft.

Für den Tierbesitzer ist daher wichtig, die wirkungsvollste Potenz (z.B D6) und das entsprechende Arzneimittel für das jeweilige Krankheitsbild zu kennen. Entnehmen Sie diese Information den einzelnen Kapiteln über die jeweiligen Erkrankungen und halten Sie sich genau an die darin empfohlenen Dosierungs- und Verabreichungsvorschriften.

Voraussetzungen für eine erfolgreiche Behandlung mit homöopathischen Arzneimitteln:

1. Genaue Kenntnisse über die Krankheit des Tieres mit ständiger Beobachtung der Krankheitsymptome (Krankheitsbild).
2. Wahl des richtigen homöopathischen Arzneimittels (Arzneimittelbild). Krankheitsbild und Arzneimittelbild müssen zusammenpassen wie ein Schlüssel in einem Schloß!
3. Welche Potenz soll das homöopathische Arzneimittel haben? Wie oft und wie lange soll es dem Tier verabreicht werden?
4. Konsequente Einhaltung der empfohlenen Dosis (manchmal ist eine lebenslange Therapie erforderlich).

Erstverschlimmerung

Unter Umständen tritt nach den ersten Verabreichungen eines homöopathischen Arzneimittels eine Verschlechterung der Krankheitssymptome ein. Es kann dies auch ein Zeichen für die Wahl eines richtigen Arzneimittels sein. Eine Erstverschlechterung kann auftreten, muß aber nicht auftreten. Sollte eine Erstverschlechterung vorkommen, dann setzen Sie das homöopathische Arzneimittel für etwa 24 Stunden ab (Unterbrechung der Behandlung) und beginnen Sie danach von neuem.

Aufbewahrung der homöopathischen Arzneimittel

Normale Raumtemperatur schadet den homöopathischen Arzneimittel nicht. Vermeiden Sie aber, daß solche Medikamente der direkten Sonnenbestrahlung sowie jeder anderen physikalischen Strahlung Röntgen, Fernseher, Computer u. a. ausgesetzt werden

Grundprinzipien der Behandlung mit homöopathischen Arzneimitteln

Potenzhöhe: Die Potenzhöhe kann sich bei einem bestimmten Arzneimittel bei der Behandlung verschiedener Erkrankungen ändern. Beachten Sie daher stets die angegebenen Potenzen. C-Potenzen haben in der Regel eine wesentlich stärkere Wirkung. C-Potenzen sollten aber nur von erfahrenen Homöopathen verwendet werden, da bei C-Potenzen das Krankheitsbild zum Arzneimittelbild passen muß wie der Schlüssel in einem Schloß. Aus diesem Grund sind in diesem Buch ausschließlich D-Potenzen angeführt. Bei akuten Erkrankungen werden in der Regel niedrige Potenzen (D1 bis D6) verwendet, bei chronischen Erkrankungen höhere Potenzen (ab D6).

Liegt die Angabe D4/D6 vor, dann kann man sowohl D4 als auch D6 anwenden. D4 eher bei akuten, D6 eher bei subklinischen, chronischen Erkrankungen.

Bei einer Angabe von D6 - D200 kann jede Potenz, die zwischen D6 und D200 liegt, verwendet werden. Je besser das Arzneimittelbild (siehe Beschreibung der Arzneimittel in der Arzneimittellehre) paßt, desto höher soll die Potenz ein.

Dosis: Es ist gleichgültig, ob kleine, große, leichte und schwere Tiere behandelt werden. Die zu verabreichende Dosis bleibt immer gleich. Eine Tablette entspricht 5 bis 10 Globuli. Es ist gleichgültig ob Sie Tabletten oder Globuli verwenden.

Verabreichungsform: Bei Kaninchen wird das homöopathische Arzneimittel über das Trinkwasser verabreicht. Bei ruhigen Tieren können die im Wasser aufgelösten Globuli oder Tabletten direkt in den Mund eingegeben werden. Am besten bewährt sich für eine solche Eingabe eine Pipette oder eine Injektionsspritze. Bei der Einbringung der Flüssigkeit in die Mundhöhle muß aber vorsichtig hantiert werden, damit keine Flüssigkeit in die Luftröhre kommt. Beginnt sich das Tier zu wehren, dann ist die Eingabe sofort zu unterbrechen. Nach einer kurzen Pause kann dann mit der Eingabe fortgesetzt werden.

Behandlungsdauer:

Bei akuten Krankheiten behandelt man, bis die Krankheitssymptome verschwinden. Es ist sinnlos, aus Sicherheitsgründen länger zu behandeln. Bei chronischen Erkrankungen hingegen ist oft auch eine lebenslängliche Therapie notwendig.

Aufbewahren der homöopathischen Arzneimittel

Schützen Sie die homöopathischen Arzneimittel vor Feuchtigkeit und direkter Sonneneinstrahlung. Werden Tabletten oder die Globuli feucht, dann beginnen sie zu verschimmeln. Bewahren Sie sie so auf, daß diese Arzneimittel für Kinder unerreichbar sind.

Das Kaninchen

Allgemeines:

Kaninchen und Hasen gehören nicht zur Familie der Nagetiere. Sie besitzen zwar ständig nachwachsende Schneidezähne - wie auch die Nagetiere, aber diese Tiere weichen im anatomischen Körperbau (Anatomie und Funktion der Vordergliedmaße, der Kaumuskulatur sowie in der Blutserologie - Bluteiweißzusammensetzung) erheblich von den Nagetieren ab. Hasen und Kaninchen gehören daher zur Ordnung der „Hasenartigen Tiere".

Kaninchen sind relativ junge Haustiere des Menschen. Die ursprüngliche Heimat der Wildkaninchen ist Spanien. Die Römer waren die ersten Kaninchenzüchter und haben diese Tierart nach Mitteleuropa gebracht. Bereits im auslaufenden Mittelalter wurden schon eine größere Zahl verschiedener Rassen gezüchtet. Heute kennt man über hundert Hauskaninchenrassen.

Ist ein Kaninchen ein Hase?

Kaninchen und Hasen gehören zwar beide zu den hasenartigen Tieren, unterscheiden sich aber trotzdem in wesentlichen Merkmalen. So ist eine Kreuzung zwischen Hasen und Kaninchen nicht möglich. Hasen und Kaninchen können zusammen keine Nachkommen bekommen.

Worin unterscheiden sich Kaninchen von Hasen:

1. Zunächst im äußeren Erscheinungsbild.
   Beim Hasen sind die Ohren länger als der Kopf, beim Kaninchen sind sie kürzer. Hasen sind Einzelgänger und bringen bereits behaarte und sehende Jungen zur Welt- man nennt solche jungen Tiere Nestflüchter. Kaninchen hingegen sind gesellige Tiere, die gerne in Gruppen leben. Sie graben ein weitverzweigtes Höhlennetz, in dem sie nackte und bei der Geburt nicht sehende Junge zur Welt bringen. Diese jungen Kaninchen sind völlig hilflos und auf ihre Mutter angewiesen - man nennt solche Jungtiere daher Nesthocker.

2. Auch bei den Chromosomen (Träger der Erbinformation) kann man Hasen von Kaninchen unterscheiden: Hasen besitzen in ihrer Erbmasse 46 Chromosomen, Kaninchen hingegen nur 44. Aufgrund dieser unterschiedlichen Chromosomenzahl ist eine Kreuzung zwischen Hasen und Kaninchen nicht möglich.
3. Auch im physiologischen Bereich unterscheiden sich Hasen von Kaninchen: Die Tragezeit bei den Hasen beträgt ca. 42 Tage, bei Kaninchen hingegen nur ca. 31 Tage.

Besonderheiten in der Anatomie (Körperaufbau) sowie Physiologie (Körperfunktion) der Kaninchen

Obwohl Kaninchen Nagezähne besitzen, gehören sie nicht zu den Nagetieren sondern zu der Familie der „Hasenartigen Tieren". Die hasenartigen Tiere zeichnen sich durch ein zweites Schneidezahnpaar im Oberkiefer aus. Auch bei der Anatomie und Funktion der Vordergliedmaße, beim Aufbau der Kaumuskulatur sowie in der Blut-Serum Zusammensetzung unterscheiden sich die hasenartigen Tiere deutlich von den Nagetieren.

Magen-Darmtrakt:

Da Kaninchen große Mengen an rohfaser- und zellulosehaltiger Nahrung aufnehmen, ist der Magen-Darmtrakt besonders kompliziert aufgebaut. Mindestens zwanzig Prozent der Nahrung des Kaninchens muß aus Rohfasern bestehen (Heu, Stroh u.a.). Für die Verdauung dieser rohfaser- und zellulosehaltigen Nahrung, die hauptsächlich im Blinddarm stattfindet, sind vor allem, die dort in Massen lebenden Mikroorganismen (einzellige Lebewesen und Bakterien) notwendig. Jede Störung der Zusammensetzung dieser Mikroorganismen durch Fütterungsfehler aber auch nach Verabreichung von Antibiotika kann zu erheblichen Verdauungsstörungen führen. Der Blinddarm ist daher der größte Darmteil beim Kaninchen. Er kann bis zu einem Drittel den Bauchraum ausfüllen. Im Blinddarm entsteht ein besonderer Kotanteil, der von den Kaninchen wieder aufgefressen wird. Dieser Kot wird von Züchtern auch als „Schleimpille" bezeichnet. Diese Schleimpillen sind heller und weicher als normaler Kot und von einer Schleimschicht überzogen. Eine solche Verdauungsstrategie findet man bei vielen Pflanzenfressern (z.B. auch beim Meerschweinchen). Dadurch können die schwer verdaulichen, rohfaser- und zellulosehaltigen Nahrungsmittel optimal ausgenutzt und verdaut werden. Mit Hilfe der Mikroorganismen im Dickdarm können Kaninchen auch das Vitamin B selbst herstellen, so daß Kaninchen eine der wenigen Tierarten sind, die nicht auf die externe Zufuhr von Vitamin B angewiesen sind. Was das Vitamin C und andere Vitamine betrifft, ist das Kaninchen auf eine Zufuhr mit der Nahrung angewiesen. Vitaminreich ist vor allem rohes Gemüse und Obst.

Atemwege

Die Atemwege bestehen aus Kehlkopf, Luftröhre, Bronchien und den mehrlappigen Lungen, in denen der Sauerstoffaustausch stattfindet. Die Atemwegsorgane unterscheiden sich nicht von denen anderer Säugetiere.

Harn- und Geschlechtsorgane

Die Harn- und Geschlechtsorgane unterschieden sich bei den Kaninchen nicht von denen anderer Säugetiere. In den paarigen Nieren werden die harnpflichtigen Stoffe gefiltert und über die Harnleiter zur Harnblase transportiert. In der Harnblase wird der Harn gesammelt und über die Harnröhre nach außen abgegeben. Der Harntrakt ist bei den Kaninchen sehr empfindlich. Kaninchen nehmen Flüssigkeit in erster Linie mit dem Saftfutter auf und trinken relativ wenig. Dadurch wird die Niere schlecht durchspült und belastet. Auch Blasensteine konnten in meiner Ordination häufig beobachtet werden. Kaninchen müssen daher immer Zugang zu einem Trinkgefäß mit frischem Wasser haben.

Geschlechtsorgane männlicher Tiere

Die paarigen Hoden sind relativ groß und befinden sich beiderseits des Penis. Kaninchen können die Hoden in den Leistenkanal zurückziehen, so daß sie nur nach Druck mit der Hand auf die Bauchhöhle wieder in den Hodensack zurückgleiten und dadurch wieder sichtbar werden. Von den Hoden führen die Samenleiter zur Vorstehdrüse (Prostata). Im Bereich der Vorstehdrüse münden die Samenleiter in die Harnröhre.

Geschlechtsorgane weiblicher Tiere

Die paarigen Eierstöcke liegen in der Bauchhöhle. Von diesen ziehen die Eileiter zur Gebärmutter. Von der Gebärmutter führt die Scheide nach außen. Man findet die Scheidenöffnung knapp unterhalb des Afters. Die Gebärmutter des Kaninchens ist im Vergleich zu den anderen Haussäugetierarten unterschiedlich aufgebaut. Das Kaninchen besitzt eine doppelte Gebärmutter. Es münden beide Gebärmutterhälften mit zwei getrennten Gebärmutterhälsen in die Scheide. Das Kaninchen besitzt daher einen linken und einen rechten Muttermund. Bei einer Erkrankung einer Gebärmutterhälfte kann die zweite getrennte Gebärmutter immer noch Junge austragen. Dies erklärt auch die große Zahl von Nachkommen.

Hautorgane

Im Bereich des Kinns befindet sich eine Duftdrüse, die besonders bei Rammler gut ausgebildet ist. Sie dient zum Abgrenzen des Reviers, in dem das Kaninchen mit dem Kinn an Gegenstände reibt und dabei Duftstoffe hinterläßt.

Werbungsverhalten

Wenn das Männchen das Weibchen umwirbt, dann umkreist es ständig das Weibchen. Wenn das Weibchen keine Zeichen der Abwehr wie Knurren und Beißen zeigt, dann bespringt der Rammler das Weibchen. Der eigentliche Deckakt dauert nur sehr kurz, höchstens 10 bis 15 Sekunden.

Trächtigkeit, Geburt und Aufzucht

Die Tragezeit beim Kaninchen beträgt 29 bis 33 Tage. Die Jungen kommen nackt und blind zur Welt. Sie sind völlig hilflos und benötigen die intensive Betreuung durch das Muttertier (sie sind Nesthocker). Die Jungen werden von der Kaninchenmutter in einer von ihr vorbereiteten Höhle (Heu, Stroh) zur Welt gebracht. Die Jungen werden vom Muttertier durch Säugen ernährt. Nach jeder Fütterung werden die Jungen von der Mutter intensiv abgeleckt. Dadurch wird neben der Reinigung auch die Darm- und Blasentätigkeit angeregt. Die Exkremente werden von der Mutter aufgefressen, damit die Wurfhöhle nicht verschmutzt wird und damit sich keine Krankheitserreger entwickeln können. Zwischen dem 7. und 11. Lebenstag werden die Jungen sehend. Nach der zweiten Lebenswoche werden die jungen Kaninchen lebhafter und krabbeln munter in der Wurfhöhle hin und her. Ab der vierten Lebenswoche beginnen die Jungen bereits neben der Muttermilch auch schon feste Nahrung aufzunehmen. In der siebenten bis achten Lebenswoche kann man die jungen Kaninchen von der Mutter langsam entwöhnen. Sie brauchen zu diesem Zeitpunkt keine Muttermilch mehr. Sie können sich bereits selbständig ernähren.

Einige wichtige physiologische Daten:

Körpergewicht	1000 – 8000 g je nach Rasse
Lebenserwartung	4 – 7 Jahre
Futterverbrauch	50 – 100 g/kg KGW/Tag*
Wasserverbrauch	50 – 100 ml/kg KGW/Tag*
Geschlechtsreife	3 – 5 Monate
Körpertemperatur	38,5 – 39,5 Grad C
Atemfrequenz	30 – 100/min
Herzfrequenz	120 – 290/min
Trächtigkeitsdauer	29 – 33 Tage
Absetzalter	5 – 7 Wochen

*KGW: Körpergewicht: Ein Kaninchen mit 1000 g KGW nimmt 100 g Futter auf und trinkt ca. 100 ml Wasser (ein achtel Liter sind 125 ml)

Haltung und Fütterung

Die Haltung und Fütterung von Kaninchen ist relativ einfach und unproblematisch. Trotzdem werden vor allem bei der Fütterung schwerwiegende Fehler gemacht, die nicht selten zum frühzeitigen Ableben der Tiere führen. Obwohl Kaninchen in freier Natur gesellige Tiere sind und in Rudeln leben, können in Wohnungen auch Einzeltiere problemlos gehalten werden. Ein Kaninchen, das einzeln gehalten wird, braucht aber, da es ein Rudeltier ist, viel Aufmerksamkeit von seiten der Tierbesitzer. Nur das Tier einmal am Tag zu füttern reicht sicherlich nicht aus, um das Wohlbefinden des Kaninchens zu sichern. Ohne die entsprechende Zuwendung wird das Kaninchen früher oder später an Vereinsamung und als Folge davon möglicherweise an körperlichen Krankheiten zu leiden beginnen.

Da in unserer schnellebigen Zeit die Menschen zu wenig Zeit für Zuneigung aufbringen, empfiehlt es sich, ein Kaninchenpärchen anzuschaffen. Dabei ist zu beachten, daß das Kaninchen-Männchen kastriert werden muß, bevor man die Kaninchen in einem Käfig zusammenläßt. Beachten Sie, daß ein Kaninchen-Weibchen bereits mit einem Alter von 4 Monaten geschlechtsreif sein kann, so daß bei einer Käfighaltung sehr frühzeitig eine Trächtigkeit eintreten kann. Kaninchen sind außerordentlich vermehrungsfähig. Bis zu 30 Junge und mehr pro Kaninchen-Weibchen in einem Jahr sind möglich. Die Haltung von zwei Kaninchen-Weibchen oder von zwei Rammlern ist wegen der Rangordnungskämpfe eher problematisch. Auch wenn man nur einen Rammler besitzt, sollte dieser kastriert werden, weil unkastrierte Rammler nach dem Erreichen der Geschlechtsreife einen strengen Geruch verbreiten, der durch die Kastration verschwindet. Für die Haltung eines Kaninchens in der Wohnung benötigt man einen Käfig von 100 cm Länge, 80 cm Breite und mindestens 60 cm Höhe. Als Einstreu sollte Stroh oder Heu benutzt werden. Futter und Getränkeschüssel müssen so aufgestellt, daß Futter und Trinkwasser nicht mit Harn oder Kot verunreinigt werden können. Jeden zweiten Tag muß die Einstreu gewechselt werden. Da Kaninchen sehr lauffreudige Tiere sind, kann man sie daher nicht dauernd im Käfig eingesperrt lassen. Aus diesem Grund ist notwendig, daß man die Kaninchen gelegentlich in der Wohnung herumhoppeln läßt. Dies fördert die Gesundheit Ihres Tieres. Die optimale Umgebungstemperatur beträgt ca. 18 Grad C. Kaninchen stammen zwar aus südlichen Gefilden, vertragen aber Hitze trotzdem sehr schlecht. Vor allem sind sie sehr empfindlich bei direkter Sonnenbestrahlung. In einer solchen Situation nehmen sie eine Bauchlage mit nach hinten gestreckten Hinterbeinen ein.

Ernährung

Die Ernährung von Kaninchen ist relativ einfach. Trotzdem werden gerade bei der Ernährung dieser Heimtiere entscheidende Fehler gemacht.

Wichtige Nahrungsmittel sind Heu und Grünfutter wie Löwenzahn, Gras u.a. Der Rohfaseranteil sollte mindestens 20 % betragen. Zusätzlich sollte man immer Karotten, Salat der Saison (keine Glashausware) sowie gut gereinigtes Obst verfüttern. Hartes Brot zum Abnagen ist ebenso notwendig. Keinesfalls erforderlich ist die Verfütterung von Getreide, Samenkörnern sowie von Leckerbissen, die speziell für Kaninchen hergestellt werden. Körnermischungen sind viel zu energiereich und führen zu einer raschen Verfettung der Tiere mit erheblichen Leberschäden (fettige Leberdegeneration). Der vorzeitige Tod der Tiere ist dann die Folge dieser zu üppigen Ernährung. Vermeiden Sie auch überdüngte und mit Schädlingsmitteln behandelte Futtermittel (Glashausware). Auch kohlhältiges Gemüse, grüne Bohnen, Fisolen sind wegen der Blähungsgefahr zu meiden. Wegen der besonderen Verdauungsphysiologie der Kaninchen ist aber Heu von guter Qualität von größter Bedeutung. Kaninchen benötigen relativ viel Trinkwasser, so daß die Flüssigkeitszufuhr mittels Feuchtfutter alleine nicht ausreichend ist. Besonders in der warmen Jahreszeit ist ein Wasserangebot mittels einer Trinkflasche unbedingt notwendig.

Verhaltensweisen von Kaninchen

Kaninchen sind gesellige Tiere, die gerne in größeren Gruppen zusammenleben. Aus diesem Grund ist ein Halten eines Einzeltieres nur dann auf Dauer möglich, wenn das Kaninchen in die Familie des Tierhalters integriert wird. Ein Kaninchen, das ohne Ansprache nur in einem Käfig gehalten wird, kann rasch vereinsamen und unter Umständen auch daran körperlich erkranken. Kaninchen sind begeisterte Grabungsspezialisten. Sie können ganze Höhlensysteme herstellen, in denen sie Schutz vor zahlreichen Räubern suchen. In diesen Höhlen werden auch ihre Jungen aufgezogen, die als Nesthocker (blind, taub und hilflos) auf die Welt kommen.

Das Revierverhalten, Rangordnungsverhalten

Als Herdentiere verfügt die Kaninchenherde über ein ausgewogenes aber streng hierarchisches Sozialsystem. Sowohl bei den Rammlern als auch bei den Weibchen gibt es ein Leittier. Obwohl Kaninchen sehr friedfertige Tiere sind, können bei Rangordnungskämpfen auch schlimme Bißverletzungen entstehen. Aus diesem Grund ist eine Heimtierhaltung von zwei oder mehreren Weibchen bzw. Rammlern nicht ratsam. Ideal ist ein Pärchen, wobei der Rammler natürlich kastriert werden muß.

Duftmarken, Revierabgrenzung

Wie viele andere Tierarten auch, markieren Kaninchen ebenfalls ihr Revier. Das Kaninchen besitzt zu diesem Zweck zwei Duftdrüsen; eine unterhalb der Zunge, die zweite im Afterbereich. Durch Reiben des Kinns bzw. mit dem Hinterteil an Gegenstände wird das Revier markiert. Je dominanter ein Tier ist, desto intensiver markiert er das Revier. Nicht kastrierte Rammler verwenden zusätzlich den Harn für die Revierkennzeichnung.

Die Körpersprache der Kaninchen

Als gesellige Herdentiere haben Kaninchen eine ausgeprägte Körpersprache entwickelt. Welche wichtigen Ausdrucksmittel sind bei Kaninchen bekannt

1. Aufstampfen und Trommeln mit den Hinterläufen: Drohgebärde aber auch ein Angstzeichen sowie ein Warnsignal für die Herdenmitglieder bei Annäherung eines Feindes.
2. Aufstellen („Männchenmachen"): Durch das Aufstellen verschafft sich das Kaninchen einen größeren Überblick. Das Tier zeigt Aufmerksamkeit. Auf diese Art kann das Kaninchen sich nähernde Feinde leichter erkennen und die übrigen Tiere der Herde rascher warnen.
3. „Sich ducken": Die Tiere legen sich in kauernder Stellung mit angelegten Ohren ganz flach auf den Boden. Das Tier verhält sich ganz ruhig - es ist dies eine Stellung, die bei Gefahr eingenommen wird.
4. Bauchlage mit nach hinten weggestreckten Hinterbeinen: Erschöpfte Kaninchen nehmen nach einem längeren Lauf eine solche Stellung ein. Auch bei Tieren zu finden, die in der prallen Sonne stehen.
5. Seitenlage: Kein Kaninchen nimmt unter normalen Umständen eine Seitenlage ein. Bei einem in Seitenlage befindlichen Kaninchen besteht immer Lebensgefahr für das Tier. Nur schwer kranke Tiere nehmen eine solche Seitenlage ein. In vielen Fällen wird auch eine rasch eingeleitete, tierärztliche Behandlung keinen Erfolg mehr haben.

Erkrankungen der Haut

Allgemeines

Hauterkrankungen kommen bei Kaninchen nicht sehr häufig vor. Bei schlechten Haltungsbedingungen sowie Mangelernährung treten vermehrt Hauterkrankungen auf. Hauterkrankungen sind daher oft Faktorenerkrankungen. Die Ursache für Hautentzündungen können sein:

- Ektoparasiten: häufigste Ursache
- Hautpilze: eher selten
- Bakterielle Erreger wie Streptokokken, Staphylokokken als Sekundärerreger nach Verletzungen und Kratzverletzungen infolge eines Juckreizes.

Bakterielle Ursachen für eine Hautentzündung

Beschreibung

Einer derartigen Hauterkrankung geht immer eine Verletzung voraus. Die Verletzungen entstehen durch Bisse beim Raufen, durch eine falsche Einstreu (z.B. Tischlereiabfälle) sowie durch starkes Bekratzen (bei Allergien, Ektoparasiten, einseitige Ernährung, gewürzte Nahrung z.B. durch Verfüttern menschlicher Essensreste).

Klinische Symptome

Es besteht starker Juckreiz, die Haut ist gerötet und es kommt zu Haarausfall. Häufig fallen Kratzspuren auf, oder man kann als Tierbesitzer das übermäßige Bekratzen selbst feststellen. Im weiteren Verlauf kann man Pusteln, eitrige Beläge und Krusten beobachten. Durch Eitererreger (Streptokokken, Staphylokokken u.a.) kann sich im Verlauf der Erkrankung das Allgemeinbefinden verschlechtern. Dann kann Fieber, Apathie und Freßunlust vorliegen.

Behandlung:

- Wichtig ist die auslösende Ursache zu erkennen. Beseitigung der Ektoparasiten, Mangelernährung vermeiden, Vitamine, Grünfutter, Früchte und Gemüse zuführen. Raufereien und Bißverletzungen zwischen den Kaninchen müssen vermieden werden (Kastration, größerer Käfig, Auslauf).
- Verschlechtert sich das Allgemeinbefinden, kann eine antibiotische Behandlung durch den Tierarzt erforderlich sein.

Homöopathische Behandlung

- Mercurius solubilis D12 als Eitermittel, bei einer eitrigen Hautentzündung
- Hepar sulfuris D6 bei einer eitrigen Hautentzündung, Mercurius und Hepar sulfuris sollten nicht zusammen verabreicht werden.
- Sulfur D30 als Umstimmungsmittel bei allen Hauterkrankungen indiziert.
- Psorinum D30 bei nässenden Ekzemen und Hautentzündungen
- Kreosotum D6 bei übelriechenden Hautentzündungen mit starkem Juckreiz, das Allgemeinbefinden kann gestört sein.
- Antimonium crudum D6, bei juckenden Ekzemen sowie bei Rhagaden an den Haut-Schleimhautübergängen.

  Mehrmals täglich 5 Globuli verabreichen.

Bei jeder Erkrankung der Haut sollte eine homöopathische Leber- und Nierenausleitung erfolgen. Dies fördert die Ausscheidung von Giftstoffen aus dem Körper:

- Lycopodium D6 als Lebermittel
- Carduus marianus D2 als Lebermittel
- Berberis D4 als Nierenmittel

Behandlungsdauer

Die Behandlung muß bis zur vollständigen Genesung durchchgeführt werden.

- Wenn sich ein Hautabszeß (eitrige Füllung der Unterhaut) entwickelt hat, ist eine chirurgische Spaltung des Abszesses erforderlich. Unter Umständen kann man bei Verwendung von
- Myristica sebifera D6 (= homöopathisches Messer) eine chirurgische Abszeßspaltung vermeiden.

Ektoparasiten

Allgemeines

Bei Kaninchen kommt es normalerweise eher selten zu einem massiven Ektoparasitenbefall. Oft sind bei einem Befall mit Ektoparasiten nur leichte klinische Symptome anzutreffen. In einem solchen Fall hat sich ein Gleichgewicht zwischen dem Wirt (Kaninchen) und den Parasiten entwickelt. Kommt es aber durch Streß, Infektionskrankheiten, Mangelernährung oder durch ein höheres Lebensalter zu einer relativen Abwehrschwäche beim Kaninchen, dann können sich die Parasiten sehr rasch vermehren und zu klinischen Symptomen führen. Es kommt vor allem dann zu Juckreiz und in Folge zu ständigem Bekratzen der juckenden Hautstellen. Durch das Kratzen werden kleine Hautverletzungen gesetzt. Durch die immer an der Hautoberfläche vorhandenen Bakterien können solche Verletzungen relativ schnell vereitern.

Folgende Ektoparasiten kommen bei Kaninchen vor

- Haarlinge und Läuse
- Flöhe
- Milben: Raubmilbenräude, Fellmilbe (Listrophorus), Ohrräude (Psoroptesmilbe)
- Myiasis: Fliegenlarvenbefall

Haarlinge und Läuse

Beschreibung

Sowohl Haarlinge als auch Läuse sind relativ große Ektoparasiten und mit freiem Auge bzw. mit Hilfe einer Lupe zu erkennen. Sie unterscheiden sich im Aussehen lediglich durch die Größe des Kopfes. Haarlinge haben einen breiten Kopf und Läuse einen schmalen. Während Läuse Blutsauger sind, leben Haarlinge von Schuppen sowie von Entzündungssekreten.

Klinische Symptome

Das Haarkleid wirkt struppig. Vor allem leiden die Tiere unter einem unerträglichen Juckreiz. Dieser Juckreiz kann so stark sein, daß die Kaninchen sogar ohnmächtig werden können. Auch epilepsieähnliche Krampfanfälle können beobachtet werden. Durch das Kratzen entstehen Hautverletzungen, die sekundär vereitern können. Außerdem magern die Tiere ab und können vor allem bei einem Lausbefall anämisch werden (blutarm, da Läuse Blutsauger sind).

Behandlung:

- Baden Sie Ihr Kaninchen mit einem Ektoparasitenmittel (mehrmalige Wiederholungen im wöchentlichem Abstand). Der Kaninchen-Käfig muß jedesmal vollkommen ausgeräumt und gereinigt werden.

Homöopathische Behandlung

- Sulfur D30- Psorinum D30 bei nässenden Ekzemen- Kreosotum D6 bei übelriechenden Hautentzündungen, mit Störung des Allgemeinbefindens. Mehrmals täglich 5 Globuli verabreichen.
- Engystol-N-Ampulle (Fa. Heel): zur Verbesserung der Abwehrkraft; eine Ampulle jeden 2. Tag ins Trinkwasser.

Flöhe

Beschreibung

Flöhe sind Ektoparasiten, die mit freiem Auge zu erkennen sind. Da Flöhe Blutsauger sind, verursachen sie nicht nur beim Saugakt starken Juckreiz, sondern können bei einem massiven Befall auch eine Anämie (Blutarmut) hervorrufen. Flöhe werden aber eher selten bei Kaninchen beobachtet. Ein starker Flohbefall kann bei saugenden Jungen und bei Jungtieren unter Umständen zum Tode führen. Der Kaninchenfloh hat darüber hinaus eine besondere Bedeutung bei der Übertragung der Myxomatose (siehe Infektionskrankheiten).

Klinische Symptome

Flöhe verursachen Juckreiz und bei einem starken Befall Blutarmut (Anämie). Die Tiere zeigen ein struppiges Haarkleid und können auch abmagern. Durch das Kratzen und Benagen der juckenden Hautstellen können sekundär eitrige Hautentzündungen entstehen.

Behandlung:

- Baden Sie Ihr Kaninchen mit einem Ektoparasitenmittel (mehrmalige Wiederholung im wöchentlichem Abstand). Lassen Sie sich bei der Auswahl des Ektoparasitenmittels von Ihrem Tierarzt beraten. Nicht alle Ektoparasitenmittel sind für das Kaninchen verträglich!
- Der Kaninchen-Käfig muß vollständig ausgeräumt, gereinigt sowie mit einem Ektoparasitenmittel behandelt werden.

Homöopathische Behandlung

- Sulfur D30 – Psorinum D30 bei nässenden Ekzemen
- Kreosotum D6 bei eitrigen, nässenden Ekzemen, das Allgemeinbefinden kann gestört sein.
- China D6: wenn das Tier anämisch und entkräftet ist. Mehrmals täglich 5 Globuli verabreichen.
- Engystl-N-Ampulle (Fa. Heel): eine Ampulle jeden zweiten Tag über das Trinkwasser zur Verbesserung der Immunitätslage.

Milbenbefall der Haut

Beschreibung

Zwei wichtige Milbenarten können bei Kaninchen vorkommen:

- Raubmilbenräude (verursacht durch Cheyletiella p.)
- Ohrräude (verursacht durch Psoroptes c.)
- Fellmilbe (verursacht durch Listrophorus g.) gilt als relativ harmloser Fellbewohner.

Raubmilbenräude

Beschreibung

Die Übertragung erfolgt durch direkten Kontakt von Tier zu Tier. Obwohl viele Kaninchen befallen sind, kann man trotzdem oft keine klinischen Symptome erkennen. Nur wenn die Abwehrlage (Immunitätslage) durch Streß, schlechte Haltungsbedingungen, unzureichende Ernährung oder andere Erkrankungen verschlechtert wird, können sich die Milben stark vermehren, so daß klinische Symptome auftreten können.

Klinische Symptome

Es besteht vor allem Juckreiz. Die Haut ist verdickt mit einer schuppigen Oberfläche. Durch Kratzen und Benagen können sekundär eitrige Entzündungen auftreten.

Psoroptesräude

Beschreibung

Diese Räudeform kommt viel häufiger vor als die Raubmilbenräude.

Klinische Symptome

Während die Raubmilbenräude am ganzen Körper vorkommen kann, beschränkt sich der Befall bei Psoroptesräude auf dem Kopfbereich. Daher wird diese Räudeform auch „Kopfräude" genannt. Es besteht Juckreiz. Die Psoroptesmilben siedeln sich in erster Linie im äußeren Gehörgang an. Bei einem stärkeren Befall können sie auch am Kopf, Hals und Schulter vorkommen.

Man findet borkige Auflagerungen im äußeren Gehörgang sowie rund um die Ohren. Unter Umständen zeigt das Kaninchen ein Schiefhalten des Kopfes (deutet auf eine Mittelohrentzündung hin). Abmagerung sowie Apathie können ebenfalls auftreten.

Fellmilbenbefall

Beschreibung

Der Fellmilbenbefall stellt eine eher seltene Erkrankung beim Kaninchen dar. Die Fellmilben (Listrophorus g) gelten als relativ harmlos. Sie ernähren sich in erster Linie von Schuppen und Haaren des Wirtes.

Klinische Symptome

Bei einem stärkeren Befall kann Juckreiz auftreten. Durch das Kratzen können sekundär eitrige Hautentzündungen entstehen.

Behandlung:

- Baden Sie Ihr Kaninchen mit einem Ektoparasitenmittel (mehrmalige Wiederholung im wöchentlichem Abstand). Lassen Sie sich bei der Auswahl des Ektoparasitenmittels von Ihrem Tierarzt beraten. Nicht alle Ektoparasitenmittel sind für das Kaninchen verträglich.
- Der Kaninchen-Käfig muß vollständig ausgeräumt, gereinigt sowie mit einem Ektoparasitenmittel behandelt werden.

Homöopathische Behandlung:

- Sulfur D30 als Umstimmungsmittel-Psorinum D30 bei nässenden Ekzemen
- Kreosotum D6 bei eitrigen, nässenden Ekzemen, das Allgemeinbefinden kann dabei gestört sein.
- China D6, wenn das Tier anämisch und entkräftet ist.
  Mehrmals täglich 5 Globuli angeben
- Engystol-N-Amp. (Fa. Heel): eine Ampulle jeden zweiten Tag in das Trinkwasser zur Verbesserung der Immunitätslage.

Myiasis (Fliegenlarvenbefall)

Allgemeines

Fliegenlarven kommen vor allem in der wärmeren Jahreszeit relativ häufig vor. Die Schmeißfliege legt ihre Eier in Wunden (Raufverletzungen) aber vor allem auch im Bereich des verschmutzten Afters ab. Innerhalb von Stunden schlüpfen aus den Fliegeneiern die Maden, die sich durch die Haut durchbohren und im Unterhautbindegewebe sowie in der Muskulatur leben. Sie ernähren sich dort von den Körpersäften sowie vom Körpergewebe des Wirtes. Dabei schädigen sie den gesamten Organismus durch Abgabe ihrer Stoffwechselendprodukte. Es kommt zu einer Intoxikation (Vergiftung). Durch eine sekundäre Vereiterung infolge von Eiterbakterien wird das Krankheitsbild zusätzlich dramatisch verschlechtert.

Klinische Symptome

Es entsteht eine hochgradige, tiefe, eitrige und nekrotisierende Hautentzündung (nekrotisierend: Gewebematerial stirbt ab) mit schweren Störungen des Allgemeinbefindens. Die befallenen Tiere sind innerhalb kürzester Zeit todkrank.

Behandlung:

- Die Fliegenlarven müssen händisch mit Hilfe einer Pinzette vollständig entfernt werden.
- Die Maden können mit Chloroform abgetötet werden.
- Nekrotisches Gewebe muß entfernt werden (Tierarzt).
- In vielen Fällen ist eine Euthanasie (Sterbehilfe) vorzuziehen.

Homöopathische Behandlung

- Hepar sulfuris D6: bei einer schlecht heilenden, eitrigen Haut.
- Psorinum D6
- Arsenicum album D6
  mehrmals täglich 5 Globuli

Stets eine homöopathische Herz-, Leber- und Nierentherapie einleiten:

- Cardiacum Tab. (Fa. Heel): 1 Tab. täglich
- Lycopodium D6: Lebertherapie
- Berberis D4: Nierentherapie

Pilzbedingte Hauterkrankungen

Hautentzündungen, die durch Hautpilze hervorgerufen werden, sind meist sekundär verursacht. Durch Verletzungen, die durch Kratzen bei Juckreiz entstehen, können pilzbedingte Hautentzündungen entstehen. Als Erreger der Hautpilzerkrankungen kommen in erster Linie Trichophyton sp. in Frage. Sind viele Kaninchen in einer Herde beisammen, dann ist eine Übertragung durch direkten Kontakt von Tier zu Tier möglich. Pilzerkrankungen sind aber in erster Linie Sekundärerkrankungen, d.h. Streß, unzureichende Ernährung, schlechte Haltungsbedingungen sowie andere Erkrankungen, die die Immunitätslage beeinflussen können, führen zu einer Abschwächung der Immunabwehr, so daß sich die Pilze ansiedeln und vermehren können. Bei einem sehr engen Kontakt kann eine Hautpilzerkrankung vom Kaninchen auf dem Menschen übertragen werden. Besonders Kinder sind dabei gefährdet.

Klinische Symptome

Es bestehen runde bis ovale Hautveränderungen mit Rötung und Haarausfall. Schuppen- und Borstenbildung im fortgeschrittenem Stadium ist typisch für eine Hautpilzinfektion. Auch der wallartige Rand weist auf eine Pilzinfektion hin. Aufgrund des Juckreizes können durch Bekratzen der befallenen Hautpartien sekundär Vereiterungen der Haut auftreten. Der Tierarzt kann mit Hilfe einer speziellen Lampe (Ultraviolettes Licht, mit der sogenannten Wood'schen Lampe) eine Pilzinfektion feststellen. In manchen Fällen muß aber eine Anzüchtung des Pilzes mit Hilfe eines Nährbodens durchgeführt werden, damit eine eindeutige Diagnose gemacht werden kann.

Durch das heftige Benagen der juckenden Hautbezirke, vor allem im Bereich der Extremitäten, können selbstgemachte Wunden bis zum Knochen vorkommen.

Behandlung:

- Wichtigste Maßnahme ist das Scheren der Haare an den betroffenen Stellen. Durch das Scheren wird bereits ein Großteil des Pilzes und dessen Sporen entfernt.
- Baden Sie Ihr Kaninchen mit einem Pilzmittel (Tierarzt). Mehrmalige Wiederholungen sind notwendig. Der Kaninchenkäfig muß bei so einer Badebehandlung vollkommen ausgeräumt und gereinigt werden. Die Fütterungs- und Haltungsbedingungen müssen verbessert werden. Auf eine gute Hygiene ist zu achten.

Homöopathische Behandlung

- Sulfur D30 als Umstimmungsmittel bei allen Hautkrankheiten
- Psorinum D30 bei nässenden Ekzemen und Hautentzündungen
- Kreosotum D6 bei nässenden, borkigen Ekzemen, widerlichem Geruch, das Allgemeinbefinden kann gestört sein.
- Mercurius solubillis D12 als Eitermittel bei Eiterungen
- Hepar sulfuris D6 als Eitermittel bei Eiterungen; Mercurius und Hepar sulfuris sollten nicht zusammen verwendet werden.
  Mehrmals täglich 5 Globuli verabreichen.

Bei jeder schweren Hauterkrankung sollte eine homöopathische Leber- und Nierenbehandlung erfolgen. Dies fördert die Ausscheidung der Giftstoffe aus dem Körper:

- Carduus marianus D2 als Lebermittel
- Berberis D4 als Nierenmittel
  einmal täglich je 5 Globuli verabreichen.
- Echinacea angustifolia D6: zur Anregung der körpereigenen Abwehr.

Besondere Hauterkrankungen

Ballenabzesse (Pododermatitis)

Beschreibung

Bei dicken, trägen Kaninchen besonders häufig zu finden, vor allem dann, wenn eine scharfkantige Einstreu verwendet wird. Durch kleinste Verletzungen an den Ballen der Füße werden kleine und kleinste Wunden erzeugt, die durch bakterielle Eitererreger infiziert werden können. Es entstehen eitrige, lokale Entzündungen mit Gewebszubildung (Granulationsgewebsgeschwüre). Durch die lokale Entzündung kommt es zu einer erheblichen Schwellung mit deutlicher Schmerzhaftigkeit. Häufig lahmen die betroffenen Tiere an der jeweiligen Extremität.

Behandlung:

- Änderung der Haltungsbedingungen: keine harte Einstreu verwenden, die hygienischen Verhältnisse müssen verbessert werden (täglicher Wechsel der Einstreu), regelmäßiges Kürzen der Krallen.

Homöopathische Behandlung

- Hepar sulfuris D6, eine Tablette täglich eingeben.

Entzündungen der Kinndrüse

Beschreibung

Es handelt sich dabei um eine eher seltener zu findende, bakterielle Entzündung im Bereich des Kinns. Verursacht wird sie durch ein starkes Reiben des Kinns an harten Gegenständen zum Zweck der Markierung des Reviers. Dabei können kleine Verletzungen entstehen, die durch bakterielle Sekundärerreger vereitern können.

Klinische Symptome

Man findet borkige Auflagerungen, die zum Teil übelriechend sein können. Das Allgemeinbefinden ist zumeist nicht gestört.

Behandlung:

- Die borkigen Auflagerungen müssen mechanisch entfernt werden.

Homöopathische Behandlung

- Hepar sulfuris D6 als Eitermittel
- Echinacea angustifolia D12 zur Steigerung der köpereigenen Abwehr.
- Lachesis D12 wegen der zersetzenden, tiefgreifenden Entzündung mit Beteiligung von Bakterien.

Erkrankungen der Mundhöhle

Zahnfehlstellung

Beschreibung

Zahnfehlstellungen der Nagezähne kommen bei Kaninchen eher häufig vor. Da die paarigen Nagezähne ständig nachwachsen, müssen sie abgeschliffen werden. Liegt eine Fehlstellung vor, dann ist das mechanische Abschleifen durch das Kaninchen nicht mehr möglich, so das die Zähne übermäßig lang werden. Die Schneidezähne des Oberkiefers rollen sich nach hinten ein und können unter Umständen sogar in den harten Gaumen einwachsen. Die Schneidezähne des Unterkiefers wachsen hingegen nach außen und nach vorne. Auch die Backenzähne können durch eine Zahnfehlstellung, durch eine angeborene Kieferformanomalie sowie durch eine falsche Ernährung übermäßig anwachsen, wobei die Mahlzähne des Oberkiefers nach außen wachsen und die des Unterkiefers nach innen. Dadurch kommt es auch zu einer weiteren Störung der Kaubewegung. Diese verlängerten Zähne im Oberkiefer können die Mundschleimhaut verletzen und zu einer Mundschleimhautentzündung führen. Die verlängerten Backenzähne des Unterkiefers stören die Kautätigkeit und das Zungenspiel. Durch die ständigen Verletzungen der Mundschleimhaut sind Abszeßbildungen im Unterkiefer- oder Oberkieferbereich nicht so selten.

Klinische Symptome

Die Tiere können nur mit großer Schwierigkeit Futter aufnehmen. Man findet unzerkautes Futter in der Mundhöhle. In der Regel wird ein vermehrter Speichelfluß beobachtet. Durch bakterielle Eitererreger kann die Entzündung sekundär vereitern und eine schwere, allgemeine Erkrankung auslösen. Besteht dieser Zustand schon über einen längeren Zeitraum, dann findet man stets diese Tiere in einem abgemagerten Zustand.

Behandlung:

– Die Zähne müssen mechanisch gekürzt werden. Vor allem das Kürzen der Backenzähne ist schwierig und gehört in die Hand eines Tierarztes.

Homöopathische Behandlung

– Borax D4 bei Mundschleimhautentzündungen
– Belladonna D3 bei chronischer Mundschleimhautentzündungen
– Hepar sulfuris D6 bei einer eitrigen Entzündung, mehrmals täglich 5 Globuli zuführen
– Spülungen mit Kamillentee, Käsepappeltee

Nekrobazillose („Ansteckende Mundfäule")

Allgemeines

Der Erreger dieser Erkrankung wird durch ein Bakterium mit der Bezeichnung Fusobacterium necrophorum verursacht. Es handelt sich dabei um eine ansteckende Erkrankung hauptsächlich der Mundhöhle. Neben der Mundhöhle sind auch noch die Analregion, die Geschlechtsorgane sowie wenn auch seltener die Haut des Kopfes und die der Gliedmaße betroffen.

Klinische Symptome

Es treten - ähnlich wie bei der Diphterie des Menschen - grauweißliche bis gelbliche Beläge auf der Schleimhaut des Mundes auf. Unter den Belägen kommt es zu einem geschwürigen Zerfall von Teilen der Mundschleimhaut. Am Beginn der Erkrankung versuchen die Tiere Nahrung aufzunehmen, brechen dies aber wieder nach einigen Bissen ab, da die Schleimhaut schmerzhaft entzunden ist. Dabei kommt es auch zu einem Speichelfluß. Anschließend findet man Apathie, Appetitlosigkeit und allmähliche Entkräftung. Das Krankheitsbild wird häufig durch Eiterbakterien verschlechtert.

Behandlung:

- Eine Behandlung ist nur bei Einzeltieren möglich. In einer Heimtierhaltung findet man eine solche Erkrankung sehr selten. Sie kann aber durchaus nach Ankauf auch in der Heimtierhaltung auftreten.
- Die diphteroiden Beläge müssen vorsichtig entfernt werden.

Homöopathische Behandlung

- Belladona D30
- Mercurius solubilis D12
- Lachesis D4, dreimal täglich je 5 Globuli eingeben
- Vorsichtige Spülungen der Mundhöhle mit einem Kamillentee/Käsepappelteegemisch. Außerdem sollte dieser Tee eingegeben werden, damit es zu keiner Austrocknung infolge eines Flüssigkeitsmangels kommt.

Magen-Darmerkrankungen

Allgemeines

In diesem Kapitel werden Durchfallerkrankungen, Verstopfung sowie Blähsucht besprochen. Diese Erkrankungen sind auch von einem Tierbesitzer durch eine gute Beobachtung des Tieres leicht zu erkennen. Gerade bei Kaninchen ist Ihr Tierarzt besonders auf die gute Beobachtungsgabe des Tierbesitzers angewiesen.

Blähsucht (Tympanie – Trommelsucht)

Beschreibung

Kaninchen besitzen als Pflanzenfresser ein kompliziertes Verdauungssystem, damit sie imstande sind, die Nahrung so aufzuspalten, um deren Inhaltsstoffe verwerten zu können. Für die Verdauung der pflanzlichen Zellulose sind spezielle Bakterien und einzellige Lebewesen von größter Bedeutung. Diese Zelluloseverdauung findet im Blinddarm statt, der bei den Kaninchnen vergleichsweise zu anderen Tierarten viel größer ist. Jede Störung dieser Mikroben führt zu einer fehlerhaften Verdauung und einem rasanten Anwachsen vor allem der coliformen Keime, die diese spezielle Verdauung stark beeinträchtigen können. Man findet besonders dann Tympanien, wenn:

- das Kaninchen mit Antibiotika behandelt wurde. Antibiotika können nicht unterscheiden zwischen guten und schlechten Bakterien, sondern zerstören auch die lebenswichtige Mikrobenfauna im Blinddarm. Aus diesem Grund sollte der Einsatz eines Antibiotikums gründlich überlegt sein. Eine homöopathische Behandlung, die auf jeden Fall nebenwirkungsfrei ist, sollte einer solchen vorgezogen werden.
- man plötzliche Futterumstellungen durchführt. Besonders im Frühling muß man aufpassen, daß nicht zu viel frisches, rohfaserarmes Grünfutter dazugefüttert wird. Auch plötzliche Futterumstellungen können das Gleichgewicht zwischen den Mikroben empfindlich stören.

Klinische Symptome

Besonders auffällig ist ein aufgetriebener Bauch mit erheblichen Kolikschmerzen. Durch den geblähten Blinddarm kommt es auch zu einem Zwerchfellhochstand. Dadurch wird die Herztätigkeit sowie die Atmung stark behindert. Auffällig ist daher eine oberflächliche, sehr rasche Atmung. Durch Betasten des Bauches ist sehr rasch die Tympanie zu erkennen (praller Bauch, beim Draufklopfen mit dem Zeigefinger ist ein Ton wie bei einer Trommel zu hören).

Behandlung:

- Die Behandlung einer Tympanie gehört in die Hand eines Tierarztes. Es muß sehr rasch ein krampflösendes Medikament injiziert werden, ansonsten besteht akute Lebensgefahr.

Nachbehandlung

Kamillen- und Pfefferminztee sowie rohfaserreiche Kost (z.B. Heu).

Homöopathische Behandlung

- Chelidonium Dl
- Colocynthis D2
- Nux vomica D6, mehrmals täglich 5 Globuli verabreichen.

Homöopathische Herzbehandlung

Cardiacum Tab. (Fa. Heel): Täglich eine Tablette.

Magenüberladung

Allgemeines

Magenüberladungen kommen häufig im Frühjahr vor. Die Krankheit entsteht durch eine übermäßig große Aufnahme von gärungsfähigem Futter. Vor allem im Frühling bei einer ausschließlichen Fütterung mit rohfaserarmen Grünfutter kann es zu Fehlgärungen im Magen kommen.

Klinische Symptome

Der Bauch ist wie bei der Blähsucht aufgetrieben und schmerzhaft bei der Berührung. Während aber bei der Blähsucht (Blinddarm) der ganze Bauch prall aufgetrieben ist, läßt sich bei der Magenüberladung auf der linken Seite der prall gefüllte Magen tasten. Der Bauch ist nicht trommelartig aufgetrieben. Trotzdem ist eine solche Magenüberladung genauso gefährlich wie die Trommelsucht. Auch bei der Magenüberladung kommt es zu einem lebensgefährlichen Zwerchfellhochstand mit Störung der Atem- und Herzfunktion. Darüber hinaus wirken die Gärgase auf den Organismus toxisch. Unter Umständen kann es auch zu einem Zerreißen des Magens kommen, da Kaninchen nicht leicht erbrechen können, so daß sich der Mageninhalt nicht über die Speiseröhre nach außen entleeren kann.

Behandlung:

- Die Behandlung einer Magenüberladung gehört in die Hand eines Tierarztes. Es muß sehr rasch ein krampflösendes Medikament injiziert werden, ansonsten besteht akute Lebensgefahr.

Nachbehandlung

Grünfutter entfernen, nur Heu und Karotten verfüttern.

Vorsichtig Leinsamenschleim eingeben, wenn sich das Tier zu wehren beginnt, sofort mit der Eingabe abbrechen, da sonst die Gefahr eines Herz-Kreislaufversagens besteht. Keinesfalls Rizinusöl eingeben! In verschiedenen Büchern wird die Eingabe von Rizinusöl vorgeschlagen. Nach meiner Erfahrung besteht nach Eingabe von Rizinusöl Lebensgefahr.

Homöopathische Behandlung
- Pulsatilla D12 bei Magenentzündung mit Blähungen
- Nux vomica D6 bei Magenentzündungen mit Blähungen
- Abies nigra D6 bei einer schmerzhaften Magenauftreibung
- Staphisagria D6 bei Magendruck und Brechwürgen, dieses Mittel öffnet den Pförtner (Magenausgang) und fördert die Entleerung des Mageninhaltes in Richtung Zwölffingerdarm.- Stündlich 5 Globuli eingeben. Stets eine homöopathische Herztherapie durchführen:- Cardiacum Tab. (Fa. Heel), eine Tablette täglich

Durchfallerkrankungen

Beschreibung
Als Ursachen für Durchfallerkrankungen kommen in Frage:
- Bakterielle Durchfallerreger
- Virale Durchfallerkrankungen
- Endoparasiten
- Fütterungsfehler

Bakterielle Durchfallerkrankungen

Allgemeines
Bei den bakteriell bedingten Durchfallerkrankungen muß zwischen Faktorenerkrankungen und echten Infektionskrankheiten wie z.B. die Salmonelleninfektion unterschieden werden. Die meisten Durchfallerkrankungen entstehen durch eine Störung der sehr wichtigen Mikrobenfauna im Blinddarm durch Fütterungsfehler, durch verdorbenes Futter bzw. nach Antibiotikagaben (= Faktoren, die einen Durchfall infolge Störung der Verdauungstätigkeit auslösen können). Bei einer Salmonelleninfektion hingegen führt das Eindringen dieser Bakterien in den meisten Fällen zu einer Erkrankung. Kaninchen können sich durch Aufnahme von Kot anderer Tiere (z.B. Mäuse) oder durch verunreinigtes Futter infizieren. Bedeutsam ist die Verunreinigung des Futters durch Mäusekot.

Salmonelleninfektion

Klinische Symptome
Die Tiere sind apathisch. Appetitlosigkeit sowie Durchfälle sind typisch. Verläuft die Krankheit akut, können die Tiere binnen weniger Stun-

den verenden. Bei langsamem Verlauf stellt sich zur Apathie, Freßunlust und Durchfall auch noch Abmagerung ein. Besonders gefährlich ist bei ständigem Durchfall der Flüssigkeitsverlust. Bei trächtigen Tieren ist Abortus sowie eitriger Scheidenausfluß möglich.

Behandlung:

- Nur einwandfreies Futter verwenden. Achten Sie darauf, daß das Futter nicht verunreinigt werden kann (Mäuse, Tauben, Ratten).

Homöopathische Behandlung

- Aloe D6 bei heftigem Durchfall mit breiigem Kot, auffälliger Schleimabgang, der Durchfall erzeugt eine körperliche Schwäche, gelegentlich, blutige Beimengungen.
- Antimonium crudum D6: Durchfall mit totaler Erschöpfung. Der Kot wird in kleinen Mengen abgesetzt, ist häufig schleimig und manchmal blutig, gelegentliches Erbrechen infolge einer Magenüberladung.
- Podophyllum D6: die Tiere zeigen einen sogenannten Hydrantenstuhl (der Kot schießt wie Wasser aus einem Rohr aus dem After). Der Bauch ist druckempfindlich.
- Phosphorus D12: der Kot wird in kleinen Mengen abgesetzt, er ist schmal wie ein Faden, das Kaninchen muß trotz des weichen Stuhles bei der Defäkation heftig pressen, der Stuhlabgang ist von einem brennenden Schmerz begleitet (typisch für Phosphorus).

Kräuterbehandlung

- Kamillentee
- Ringelblumentee
- Käsepappeltee

Bei chronischem Durchfall hat sich die Verabreichung von getrockneten Heidelbeeren gut bewährt.

Bei einer Durchfallerkrankung mit Apathie und Freßunlust immer eine homöopathische Herzbehandlung durchführen:

- Cardiacum Tab. (Fa. Heel): eine Tablette täglich.
- bei starkem Flüssigkeitsverlust ist eine Flüssigkeitszufuhr mittels Infusion (Tierarzt) notwendig.

Colibacillose

Beschreibung

Der Erreger dieser Erkrankung ist das Bakterium Escherichia coll. Im Darm des Kaninchens kommen normalerweise diese Bakterien kaum vor. Sie können sich nur bei einer empfindlichen Störung der Darmflora nach Antibiotikagaben sowie bei Futterumstellung und bei Fütterungsfehlern massenhaft vermehren. Die Colibacillose ist daher eine Faktorenerkrankung. Vor allem bei Jungtieren kann Escherichia coli zu Todesfällen führen.

Klinische Symptome

Starker, wäßriger Durchfall steht im Vordergrund. Weiters beobachtet man Apathie und Appetitlosigkeit. Es besteht die Gefahr eines Flüssigkeitsmangels in den Geweben (Austrocknung).

Behandlung:

siehe Salmonellenerkrankung.

Tyzzer's disease

Beschreibung

Als Erreger dieser Erkrankung kennt man das Bakterium „Bacillus piliformis“.

In erster Linie findet man diese Erkrankung bei Mutter- und Jungtieren. Vor allem dann, wenn schlechte hygienische Verhältnisse vorliegen. Die Ansteckungszeit beträgt durchschnittlich zehn Tage.

Klinische Symptome

Bei älteren Tieren tritt Durchfall, Appetitlosigkeit und mattes, stumpfes Fell auf. Die Krankheit verläuft bei älteren Tieren chronisch langsam und schleichend. Bei Jungtieren hingegen kann diese Krankheit akut tödlich verlaufen, ohne jedoch besondere, klinische Symptome zu zeigen. Bei den meisten Tieren kommt es zu einem akut auftretenden Durchfall. Der Flüssigkeitsverlust ist klinisch von großer Bedeutung.

Behandlung:

Siehe Salmonellenerkrankung

Rodentiose (Pseudotuberktulose)

Beschreibung

Als Erreger dieser Erkrankung kennt man „Yersinia pseudotuberculosis“. Die Erkrankung ist vor allem bei wildlebenden Nagern aber auch bei Vögeln verbreitet. Die Infektion erfolgt durch verschmutztes Trinkwasser bzw. Futter. Diese Erkrankung ist insofern von Bedeutung, da sie auf den Menschen übertragbar ist (beim Menschen stehen fieberhafte Darmentzündungen mit starkem, wäßrigen bis blutigem Durchfall im Vordergrund).

Klinische Symptome

Man unterscheidet zwei Verlaufsformen:

- akute Erkrankung: Hier stehen Husten und Atemnot im Vordergrund. Durchfall tritt bei der akuten Verlaufsform nicht auf. Der Tod kann bei einem stürmischen Verlauf dieser Krankheit innerhalb von 24 Stunden auftreten.
- chronische Erkrankung: bei der chronischen Erkrankung findet man hingegen Durchfall sowie Abmagerung. Besonders auffällig sind die geschwollenen Lymphknoten, die zur Abszeßbildung neigen. Brechen solche Abszesse auf, dann besteht eine hohe Ansteckungsgefahr für den Tierbesitzer.

Behandlung:

- Geschwollene Lymphknoten mit gleichzeitigem Auftreten von Durchfall und einer allgemeinen Erkrankung weisen auf diese Krankheit hin. Bei einem derartigen Verdacht suchen Sie einen Tierarzt auf. Wird der Verdacht bestätigt, ist wegen der Ansteckungsgefahr für den Menschen die Euthanasie (Sterbehilfe) vorzuziehen.
- Bei der Bekämpfung dieser Krankheit ist die Prophylaxe (Vorbeugung) von großer Bedeutung. Kein verschmutztes oder verdorbenes Futter verfüttern. Es sollte kein Kontakt mit wildlebenden Nagern vor allem mit Mäusen möglich sein. Die Nahrungsmittel sollen so gelagert werden, daß eine Verschmutzung mit Kot und Harn durch wildlebende Nager sowie mit Vögeln ausgeschlossen werden kann. Wie bei allen seuchenartigen Erkrankungen ist eine einwandfreie Hygiene unerläßlich. Schlechte Hygiene begünstigt das Auftreten vieler Erkrankungen.

Virale Durchfallerkrankungen

Allgemeines

Über spezifische, virale Durchfallerkrankungen ist derzeit bei Kaninchen noch nichts bekannt.

Durchfall infolge eines Endoparasitenbefalls

Beschreibung

Endoparasiten (im Inneren des Körpers vorkommende Parasiten) spielen als Durchfallerreger bei Kaninchen keine große Rolle. In der Regel handelt es sich dabei um Faktorenerkrankungen d.h., damit klinische Symptome auftreten, müssen Faktoren wie schlechte Ernährung, Streßsituationen sowie andere Erkrankungen auftreten, die die Immunabwehr derart schwächen, so daß sich diese Parasiten stark vermehren können. Häufig wird ein Endoparasitenbefall vom Tierbesitzer nicht bemerkt. Mit Hilfe einer Kotuntersuchung kann Ihr Tierarzt einen Endoparasitenbefall leicht feststellen.

Einzellige Parasiten

Beschreibung

Von den einzelligen Parasiten findet man gelegentlich bei den Kaninchen folgende Vertreter:
- Darmkokzidien
- Gallengangskokzidien

Diese Endoparasiten kann man auch bei klinisch gesunden Kaninchen vorfinden. Es besteht dabei ein Gleichgewicht zwischen den Parasiten und der Immunabwehr des Wirtes. Klinische Symptome findet man daher nur bei solchen Tieren, bei denen durch Schwächung der Immunabwehr infolge anderer Erkrankungen sich diese Parasiten stark vermehren können.

Klinische Symptome

Bei einer starken Vermehrung dieser Parasiten findet man wäßrigen bis blutigen Durchfall. Weiters Apathie, struppiges Haarkleid und Appetitlosigkeit. Die Todesrate ist vor allem bei Jungtieren besonders hoch. Die Gallengangskokzidiose zeigt in der Regel einen subklinischen Verlauf. Neben Gewichtsverlust, Apathie findet man vor allem eine leichte Gelbsucht. Auch bei der Gallengangskokzidiose sind Jungtiere stärker betroffen als ältere Tiere.

Behandlung:

- Durch eine Kotuntersuchung kann der Tierarzt feststellen, ob und welche Parasiten vorliegen. Es müssen dann entsprechende Parasitenmittel verabreicht werden.

Homöopathische Behandlung

- wie bei Salmonellose.

- Hygienische Verbesserungen durchführen. Solche Erkrankungen werden durch schlechte Haltungsbedingungen gefördert. Gleichzeitig mit einer Behandlung müssen die Käfige der Kaninchen gründlich gereinigt werden. Nur so können Neuinfektionen vermieden werden. Wasser- und Freßschalen müssen so aufgestellt werden, daß das Wasser und das Futter nicht mit Kot verunreinigt werden können.

Endoparasiten – Würmer

Beschreibung

Ein Wurmbefall spielt bei den Kaninchen eher eine untergeordnete Rolle. Nur bei schlechten Haltungsbedingungen, schlechter Hygiene sowie bei großer Besatzdichte können unter Umständen auch Würmer als Krankheitserreger Bedeutung erlangen. Die wichtigsten Würmer bei den Kaninchen sind:

- Pfriemenschwänze (Oxyuren)
- Trichostrongyliden
- Magenwurm (Graphidium strigosum)

Bandwürmer aus der Familie der Anoplocephalidae sowie Leberegel können gelegentlich auftreten. Sie sind aber in der Regel bei einer Heimtierhaltung ohne Bedeutung. Auftreten können solche Würmer nur, wenn Grünfutter aus feuchten, sumpfigen Wiesen verfüttert werden, da bestimmte Schnecken bei den Leberegeln als Überträger fungieren. Als Überträger bei den Kaninchenbandwürmern ist die Hornmilbe bekannt, die auch unter Umständen auf dem Grünfutter vorkommen kann.

Oxyuren (Pfriemenschwänze)

Beschreibung

Es ist ein ca. 2 cm langer Wurm, der im Blinddarm der Kaninchen lebt. Seine Entwicklung verläuft direkt, das heißt, daß kein Zwischenwirt für seine Entwicklung erforderlich ist. Durch Abschlecken des Afters aufgrund eines Juckreizes bzw. durch Aufnahme von Wasser und Futter, das mit Kot verunreinigt ist, kann eine Infektion mit Oxyuren stattfinden.

Klinische Symptome

Bei einem starken Befall kann Durchfall aber auch Abmagerung mit struppigem Haarkleid auftreten. Auch Trommelsucht kann ein Pfriemenschwanzbefall auslösen. Vor allem spielen diese Parasiten als auslösende Ursache bei der Escherichia coli-Infektion eine Rolle (siehe Colibazillose)

Behandlung:

- Verabreichung eines Wurmmittels (Tierarzt).
- Verbesserung der hygienischen Verhältnisse.

Homöopathische Behandlung

- Teucrium marum verum D2
- Abrotanum D2
  mehrmals täglich 5 Globuli eingeben
- Calcium carbonicum D200, 5 Globuli einmal pro Woche

Fütterungsbedingte Durchfallerkrankungen

Beschreibung

Folgende Ursachen kommen in Betracht:

- Plötzliche Futterumstellungen können die Darmflora beschädigen.
- Verdorbenes und verschimmeltes Futter, durch Getreideschädlinge verdorbenes Futter, einseitige Ernährung, zu energiereiche Körnerfütterung, ein Mangel an Rohfasern.
- Futtermittel, die Schadstoffe enthalten: z.B. Schädlingsbekämpfungsmittel, Düngemittel (z.B. Salat aus dem Glashaus).

Klinische Symptome

Es kommt zu Durchfall, aber auch unter Umständen zu Apathie, Inappetenz und bei chronischem Verlauf zu Abmagerung mit Störung des Wasserhaushaltes (Austrocknung), wodurch die Gefahr des Versagens der Nierenfunktion besteht.

Behandlung:

- Nur einwandfreie Futtermittel verwenden. Verdorbenes Futter darf nicht gefüttert werden. Karotten und Salate der Saison verwenden (keine Glashausware verfüttern). Keine kohlartigen Gemüsesorten sowie grüne Bohnen verabreichen, denn dann besteht Kolikgefahr!
- Achten Sie darauf, daß Ihr Kaninchen ausreichend rohfaserreiche Nahrung erhält (Heu von guter Qualität, Obst und Gemüse). Eine Getreidefütterung ist bei Kaninchen NICHT anzuraten, da durch die hohe Energiezufuhr es sehr rasch zu einer Gewichtszunahme kommen kann. In der eigenen Praxis wurde wiederholt bei Meerschweinchen und bei Kaninchen nach einer jahrelangen Getreidefütterung eine fettige Leberdegeneration beobachtet. Da bei einer fettigen Leberdegeneration zahlreiche Leberzellen zugrunde gehen, kann eine solche vorgeschädigte Leber ihre Aufgaben nicht mehr ordentlich erfüllen. Mit einer drastischen Lebenszeitverkürzung muß dann gerechnet werden.

Homöopathische Behandlung

- siehe Behandlung bei Salmonellose
- China D4, Abrotanum D3 bei chronischem Durchfall mit Abmagerung
- Okoubaka D2 bei Lebensmittelunverträglichkeit.
- Carduus marianus D2 sowie Lycopodium D6 bei Lebererkrankungen: je 5 Globuli täglich über das Trinkwasser.

Kräuterbehandlung

- Kamillentee
- Ringelblumentee
- Pfefferminztee

  den Tee nur kurz überbrühen, abkühlen lassen und an Stelle des Trinkwassers anbieten

- bei chronischen Durchfällen getrocknete Heidelbeeren verfüttern.

Verstopfung (Obstipation)

Beschreibung

Verstopfungen kann man eher selten bei Kaninchen finden. Nur solche Kaninchen sind von dieser „Zivilisationskrankheit" betroffen, die zu gut ernährt werden. Vor allem dann, wenn zu große Mengen an energiereicher Nahrung verfüttert wird. Da in der Regel bei der Heimtierhaltung die Kaninchen unter einem starken Bewegungsmangel leiden, kommt es durch die energiereiche Nahrung sehr rasch zu einer fetten Leberdegeneration. Die Leber spielt bei der Produktion von Verdauungssäften eine wichtige Rolle, so daß durch eine solche Lebererkrankung in Verbindung mit der Bewegungsarmut eine Verdauungsstörung mit chronischer Verstopfung entstehen kann.

Klinische Symptome

Die Kaninchen setzen keinen Kot oder zuwenig Kot ab. Die Konsistenz des abgesetzten Kotes ist hart und trocken. Die Tiere müssen stark pressen, damit der Kot abgesetzt werden kann.

Behandlung:

- Diätische Maßnahmen: Kein Körnerfutter verabreichen, hingegen rohfaserreiche Kost bevorzugen (Heu, Gemüse, Obst).
- Leinsamenschleim in einem Liter Wasser kurz aufkochen und ziehen lassen. Die Körner anschließend abseihen.
- Geschroteten Leinsamen sowie Weizenkleie der Nahrung zusetzen.

Homöopathische Behandlung

- Graphites D6 bei trägen, fettleibigen Tieren
- Opium D200 bei trockener Verstopfung mit Stuhldrang
- Alumina D4 bei trockener Verstopfung, es fehlt aber dabei jeglicher Stuhldrang.
- Carbo vegetabilis D6: hat sich bei Kaninchen besonders gut bewährt.
- Natrium muriaticum D200 bei trockener Verstopfung, mehrmals täglich 5 Globuli verabreichen.

Erkrankungen der Atemwege

Allgemeines

Erkrankungen der Atemwege sind bei Kaninchen als Todesursache nach den Magen-Darmerkrankungen am häufigsten zu diagnostizieren. Schuld daran dürften die Haltungsbedingungen in den zentral geheizten Wohnungen sein. Nicht nur sind viele Wohnungen überhitzt sondern darüber hinaus ist die relative Luftfeuchtigkeit in unseren Wohnungen viel zu niedrig (statt 40 – 60 %, oft nur 20 % und weniger). Prinzipiell können bei Kaninchen dieselben Erkrankungen des Atmungstraktes auftreten wie bei Menschen und anderen Säugetieren. Neben viral und bakteriell bedingten entzündlichen Erkrankungen von Luftröhre, Bronchien und Lunge können (wenn auch eher selten) allergische Erkrankungen vorkommen. Da bei einem derart kleinen Tier die Diagnosemöglichkeiten stark eingeschränkt sind, können Erkrankungen der einzelnen Abschnitte des Atmungstraktes beim lebenden Tier kaum festgestellt werden.

Welche Ursachen kommen für Erkrankungen des Atmungstraktes in Frage?

- virale Erreger
- bakterielle Erreger
- Pilzinfektionen- parasitäre Erreger

Virale Erreger von Atmungstrakterkrankungen

Die Hämorrhagische Kaninchenkrankheit (Rabbit Hemorrhagic Disease = RHD)

Allgemeines

Der Erreger dieser Krankheit ist ein Calicivirus. Die Übertragung der Erkrankung erfolgt durch direkten Kontakt von Tier zu Tier, aber auch über Vektoren wie Insekten sowie über die Kleidung der Tierbesitzer. Diese Krankheit spielt bei Züchtern, in der Massentierhaltung sowie bei Zoohändlern oft eine große Rolle. Die Todesrate bei angesteckten Tieren ist sehr hoch.

Klinische Symptome

Die Inkubationszeit ist sehr kurz. Sie beträgt 1 bis 3 Tage. Bei einem hochakuten Verlauf sterben die Tiere mit Erstickungskrämpfen innerhalb einer kurzen Erkrankungszeit. Ansonsten sind die Tiere apathisch, sie haben Fieber, sie können benommen wirken und anfangs überaktiv sein. Atembeschwerden stehen immer im Vordergrund. Auffällig ist ein blutiger Nasenausfluß. Es kommt auch im gesamten Atmungstrakt zu Blutungen. Der Tod tritt durch Ersticken ein.

Behandlung:

- Eine Behandlung bei dieser Krankheit ist wegen des raschen und schweren Verlaufes kaum möglich. Die Euthanasie (Sterbehilfe) ist anzuraten.
- Züchter sollten auf eine Prophylaxe (Vorbeugung) Wert legen. Es darf kein Grünfutter verwendet werden, zu dem auch wildlebende Kaninchen Zugang haben.
- Es darf kein Kontakt zu wildlebenden Kaninchen möglich sein. Futter muß so gelagert werden, daß es auch nicht von Vögeln oder Nagetieren verunreinigt werden kann.
- Es muß bedacht werden, daß Insekten als Überträger dieser Krankheit in Frage kommen.
- Eine Schutzimpfung gegen diese Erkrankung ist möglich. Eine solche Schutzimpfung ist bei gefährdeten Tieren zu empfehlen. Vor allem Züchter, die auf Ausstellungen gehen, sollten ihren Bestand durch eine derartige Schutzimpfung schützen.
- Eine homöopathische Behandlung ist bei dieser Erkrankung nicht möglich. Viel wichtiger sind die Einhaltung hygienischer Maßnahmen sowie die Schutzimpfung.

Bakterielle Krankheitserreger

Allgemeines

Zu den bakteriellen Krankheitserregern des Atmungstraktes sind zu zählen:
- der „Ansteckende Schnupfen“ (Rhinitis contagiosa cuniculi)
- die Pasteurellose, die Pseudotuberkulose (Rodentiose)
- die Tuberkulose (eher selten)

Weiters können fakultativ pathogene Krankheitserreger Erkrankungen im Bereich der Atmungsorgane hervorrufen. Unter fakultativ pathogene Krankheitserreger versteht man Bakterien, die auch bei gesunden Tieren im Atmungstrakt vorkommen. Normalerweise bildet sich ein Gleichgewicht zwischen der Immunabwehr des Kaninchens und den Bakterien aus. Wird dieses Gleichgewicht durch Streß, schlechte, klimatische Haltungsbedingungen, andere Erkrankungen usw. gestört, dann können sich diese Bakterien unter Umständen rasch vermehren und eine Erkrankung auslösen. Zu den fakultativ pathogenen Bakterien zählt man verschiedene Strepto- und Staphylokokkenarten. Erkrankungen, die durch eine vorübergehende Immunschwäche ausgelöst werden, gehören zu den häufigsten Erkrankungen des Atmungstraktes.

„Ansteckender Schnupfen“ (Rhinitis contagiosa cuniculi)

Allgemeines

Der „Ansteckende Schnupfen“ kommt bei den Kaninchen häufig vor. Diese Erkrankung ist mit dem menschlichen Schnupfen nicht gleichzusetzen. Es besteht keine Übertragung vom Kaninchen auf den Menschen und umgekehrt. Außerdem ist der Schnupfen des Menschen eine eher harmlose Erkrankung, während der „Ansteckende Schnupfen“ beim Kaninchen eine oft zum Tode führende Krankheit ist. Es sind Tiere aller Altersgruppen betroffen. Bei einer Einzelhaltung als Heimtier können erkrankte Tiere jahrelang mit dieser Krankheit befriedigend weiterleben. Gefährlich ist diese Krankheit bei Züchtern, bei Zoofachhändlern aber auch bei Kaninchenmästern. Besonders dort, wo mangelhafte hygienische Verhältnisse vorliegen, kann ein seuchenhaftes Auftreten beobachtet werden. „Ansteckende Schnupfen“ gehört auch zu jenen Erkrankungen, die man als Faktorenseuchen bezeichnen kann. Das heißt, daß schlechte hygienische Verhältnisse den Ausbruch dieser Seuche begünstigen können. Als Erreger des „Ansteckenden Schnupfens“ kommen mehrere Bakterien in Frage; nämlich Pasteurella multocida sowie Bordetella bronchiseptica. Es wird aber auch darüber diskutiert, ob nicht diese Bakterien als Sekundärerreger angesehen werden müssen, die sich auf eine noch unbekannte primäre Viruserkrankung aufpfropfen können.

Klinische Symptome

Auffällig für den Tierbesitzer ist ein häufiges Niesen seines Kaninchens. Die Häufigkeit des Niesens steigert sich allmählich und ein anfänglich wäßriger Nasenausfluß kann schließlich eitrig werden. Die Nasenöffnung ist zumeist mit einer eitrigen Kruste verklebt. Eine eitrige Bindehautentzündung ist sehr häufig, eine Mittelohrentzündung mit Schiefhalten des Kopfes kann man eher selten beobachten. Atembeschwerden durch das Entstehen einer Bronchitis bzw. einer Lungenentzündung können angetroffen werden.

Behandlung:

- Eine Behandlung dieser Krankheit sollte sofort einsetzen. Die Behandlung eines Einzeltieres in der Heimtierhaltung ist insofern sinnvoll und in der Regel auch erfolgreich, da in der Heimtierhaltung die Haltungsbedingungen leicht verbessert werden können. Regelmäßige Entleerung der Einstreu sowie viel frische Luft können das Fortschreiten der Krankheit mit Hilfe von homöopathischen Medikamenten leicht abbremsen.
- Eine Behandlung bei einer Massentierhaltung ist, wenn die hygienischen Verhältnisse nicht verbessert werden können, in der Regel aussichtslos.
- Eitrige Krusten von der Nasenöffnung müssen entfernt werden, die eitrige Bindehautentzündung sollte mit einer antibiotischen Augensalbe behandelt werden. Um die verlegte Nasenhöhle freizubekommen, kann der Euphorbium-Nasenspray (Fa. Heel) verwendet werden.

Homöopathische Behandlung

- Spongia D6: zeigt gute Wirkung bei kruppöser Entzündung im Bronchien- und Lungenbereich.
- Belladonna D30: ein Entzündungsmittel, das verabreicht wird, wenn der Höhepunkt der Krankheit bereits erreicht bzw. überschritten ist.
- Bryonia D4: bei allen Schleimhautentzündungen; gut bewährt hat

sich im akuten Stadium ein stündlicher Wechsel von Belladona D3 mit Bryonia D4.
- Engystol-N-Amp. (Fa. Heel): eine Ampulle täglich zur Steigerung der körpereigenen Abwehr.
- Hepar sulfuris D6, Mercurius solubilis D12: bei eitrigem Nasenausfluß, bei einer eitrigen Bindehautentzündung. Hepar sulfuris nicht zusammen mit Mercurius solubilis verwenden.
  einmal täglich 5 Globuli eingeben.

immer eine homöopathische Herzbehandlung durchführen:
- Cardiacum - Tab. (Fa. Heel): eine Tablette täglich.
- Paraimmunitätsinducer: Bewährt sich bei allen Infektionskrankheiten zur Steigerung der körpereigenen Abwehr. Es handelt sich dabei um inaktivierte Teile von Schafpockenviren, die beim Kaninchen keine Erkrankung erzeugen können, die aber in der Lage sind, die körpereigene Abwehr so zu mobilisieren, so daß auch beim Kaninchen krankmachende Viren, Bakterien und Tumorzellen bekämpft werden können. Es handelt sich dabei um Injektionspräparate wie z.B. Baypamun (Fa. Bayer). Wenden Sie sich an ihren Tierarzt.

Die Pasteurellose

Allgemeines

Als Erreger dieser Erkrankung kennt man das Bakterium „Pasteurella multocida". Es handelt sich auch bei dieser Krankheit um eine ansteckende Erkrankung. Die Ansteckung erfolgt über eine Tröpfcheninfektion beim Husten und beim Niesen. Die Pasteurellose ist eine wichtige Infektionskrankheit beim Kaninchen. Eine wichtige Infektionsquelle für Meerschweinchen ist ein erkranktes Kaninchen bei einer gemeinsamen Heimtierhaltung. Solche Kaninchen müssen nicht unbedingt ausgeprägte klinische Symptome dieser Erkrankung zeigen. Sie können sogar klinisch unauffällig sein. Pasteurella multocida spielt auch beim „Ansteckenden Schnupfen" der Kaninchen eine wichtige Rolle (siehe dort). Erwähnt werden muß, daß beim Kaninchen neben dem Atmungstrakt auch andere Organe befallen werden können (Bindehaut, Nasenschleimhaut, Mittelohr, Geschlechtsorgane, Gehirn bzw. Gehirnhäute).

Klinische Symptome

In manchen Fällen kann die Erkrankung hoch akut verlaufen, so daß ohne besondere klinische Symptome sehr rasch der Tod eintreten kann. In allen anderen Fällen findet man Störungen des Allgemeinbefindens wie Appetitlosigkeit, Apathie auch Fieber, sowie eitrige Bindehautentzündung, Kurzatmigkeit infolge einer Lungenentzündung, Hautabszesse, knotige Abszesse in der Gebärmutter sowie in den Hoden.

Behandlung:

siehe Seite 53 und 54

Die Pseudotuberkulose (Rodentiose)

Allgemeines

Als Erreger kennt man „Yersinia pseudotuberculosis". Diese Erkrankung kommt vor allem bei wildlebenden Nagern und Vögeln vor. Eine Übertragung auf Kaninchen erfolgt über verschmutztes und mit Kot dieser Tiere verunreinigtes Futter bzw. Trinkwasser. Die Rodentiose ist eine Krankheit, die auch auf den Menschen übertragbar ist. Von den Heimtieren kann auch das Meerschweinchen an dieser Krankheit erkranken.

Klinische Symptome

Verläuft diese Krankheit hochakut, dann tritt der Tod innerhalb kurzer Zeit ein, ohne daß besondere klinische Symptome zu beobachten wären. Bei der langsam verlaufenden Krankheit findet man Abmagerung, Inappetenz, Fieber, Durchfall sowie Husten und Kurzatmigkeit infolge einer Lungenentzündung. Besonders typisch für diese Krankheit ist das Anschwellen der Lymphknoten, die dann vereitern. Brechen diese Lymphknotenabszesse auf, dann entleert sich ein übelriechendes Eiter, das für Menschen und andere Tiere besonders pathogen ist.

Behandlung:

siehe Seite 56

Tuberkulose

Allgemeines

Die Tuberkulose ist eine auf den Menschen ansteckende Erkrankung. In einer Heimtierhaltung treten Tuberkulose oder Pseudotuberkulose kaum auf. Unter Umständen können Kaninchen von kranken Tierbesitzern mit Tuberkulose angesteckt werden und dadurch selbst Tuberkulose entwickeln.

Klinische Symptome

Die Tuberkulose ist eine langsam verlaufende Infektionskrankheit. Neben der Lunge, dem Hauptorgan der Erkrankung, können durch eine Ausstreuung über das Blutsystems aber auch viele andere Organe erkranken. Auffällig ist ein Befall der Lunge mit Husten und Kurzatmigkeit bzw. der Lymphknoten, die deutlich anschwellen und unter Umständen auch aufbrechen können. Bei der Tuberkulose findet man auch Fieber, Appetitlosigkeit und ein struppiges Haarkleid. Auffällig ist auch eine fortschreitende Abmagerung des Tieres.

Behandlung:

Besteht der Verdacht auf Tuberkulose oder Pseudotuberkulose (Rodentiose) dann sollte die Euthanasie (Sterbehilfe) vorgezogen werden (Tierarzt).

Bei allen Lungenerkrankungen müssen die hygienischen sowie die klimatischen Verhältnisse verbessert werden. Es sollte nicht möglich sein, daß Futter und Trinkwasser durch eigene Exkremente oder durch solche von wildlebenden Nagern oder auch von Wildvögeln verschmutzt werden können.

- bei einer schweren Erkrankung ist unter Umständen auch eine zusätzliche antibiotische Behandlung notwendig (Tierarzt).

Homöopathische Behandlung

- Aconitum D30: bei Beginn einer Erkrankung, Aconitum ist der Sturmhut = bei allen Erkrankungen, die stürmisch beginnen.
- Belladonna D30: ein Entzündungsmittel, das verabreicht wird, wenn der Höhepunkt der Krankheit bereits erreicht bzw. überschritten ist.
- Bryonia D4: bei allen Schleimhautentzündungen.

- Echinacea angustifolia D6: zur Steigerung der körpereigenen Abwehr.
- Engystol-N- Amp. (Fa. Heel): eine Ampulle täglich zur Steigerung der körpereigenen Abwehr.
- Hepar sulfuris D6, Mercurius solubilis D12: bei eitrigem Nasenausfluß, bei einer eitrigen Bindehautentzündung

Immer eine homöopathische Herzbehandlung durchführen mit Cardiacum Tab. (Fa. Heel): eine Tablette täglich

Paraimmunitätsinducer: Bewährt sich bei allen Infektionskrankheiten zur Steigerung der körpereigenen Abwehr. Es handelt sich dabei um Fragmente von inaktivierten Schafpockenviren, die beim Kaninchen keine Erkrankung hervorrufen können, die aber imstande sind die körpereigene Abwehr so zu mobilisieren, daß das Kaninchen mit Hilfe seiner Abwehrzellen Bakterien, Viren und auch Tumorzellen bekämpfen kann. Es handelt sich dabei um Injektionspräparate wie z.B. Baypamun (Fa. Bayer). Wenden Sie sich an Ihren Tierarzt.

Pilzinfektionen des Atmungstraktes

Allgemeines

Pilzinfektionen des Atmungstraktes können als fakultativ pathogen angesehen werden. Eine solche Infektion ist in der Regel nur bei Immunschwäche möglich. Vor allem ist eine gute Qualität bei der Einstreu notwendig. Verwenden Sie kein verdorbenes oder verschimmeltes Heu oder Stroh. Es können dabei massenweise Pilzsporen eingeatmet werden. Besonders gefürchtet ist eine Strahlenpilzinfektion, die ähnliche Symptome wie eine Tuberkulose hervorrufen kann.

Klinische Symptome

Deutliche Anzeichen einer erschwerten Atmung können beobachtet werden. Ein eitriger Nasenausfluß kann auftreten. Husten, Niesen und eine eitrige Bindehautentzündung können vorhanden sein. Bei einer eitrigen Bindehautentzündung können die Augenlider durch ein eitriges Exkret verklebt sein. Bei einer länger andauernden Erkrankung kommt es zur Apathie, Appetitlosigkeit, Abmagerung und struppigem Haarkleid.

Behandlung:

siehe bakterielle Infektionskrankheiten des Atmungstraktes, Seite 56 und 57

Parasitär bedingte Erkrankungen des Atmungstraktes

Toxoplasmose

Allgemeines

Der Erreger ist ein einzelliger Parasit „Toxoplasma gondii". Die Toxoplasmose ist eine bei Menschen und verschiedenen Tieren weltweit auftretende Infektionskrankheit. Der Erreger gehört zur Familie der einzelligen Parasiten (Protozoen). Der Endwirt dieser Krankheit ist die Katze. Eine Übertragung kann daher nur stattfinden, wenn neben einem Kaninchen auch Katzen gehalten werden. Beim Kaninchen stehen respiratorische Krankheitssymptome im Vordergrund. Ein großer Teil der infizierten Kaninchen zeigt aber klinisch zumeist überhaupt keine Symptome. Eine Übertragung dieser Erkrankung von Kaninchen auf den Menschen ist nicht möglich. Das Kaninchen selber kann sich auch nur unter schlechten, hygienischen Verhältnissen von einer Katze anstecken, da ansteckungsfähige Toxoplasmose-Oozysten über den Kot der Katze ausgeschieden werden. Infizierte Katzen scheiden aber nur kurze Zeit infektionsfähige Toxoplasmen mit dem Kot aus. Nur dann, wenn Futter, Einstreu oder Trinkwasser mit einem Katzenkot, der Toxoplasmen enthält, verunreinigt wird, kann eine solche Krankheit übertragen werden.

Klinische Symptome

Deutliche Anzeichen einer erschwerten Atmung können auftreten, es kommt häufig zu einem eitrigen Nasenausfluß, Husten und Niesen, darüber hinaus kann eine eitrige Bindehautentzündung beobachtet werden. Liegt eine solche Bindehautentzündung vor, dann sind die Augenlider durch das eitrige Sekret verklebt. Bei einer länger andauernden Erkrankung kommt es zur Apathie, Appetitlosigkeit, Abmagerung und zu einem struppigen Haarkleid.

Behandlung:

siehe Behandlung bei bakteriellen Erkrankungen des Atmungstraktes Seite 56 und 57

Erkrankungen des Herzens und des Kreislaufes

Allgemeines
Folgende Ursachen für Herzkrankheiten kommen in Betracht:
- angeborene Mißbildungen, erworbene Herzerkrankungen (Herzklappenfehler, Stenosen, Herzinsuffizienz u.a.): eher selten.
- Komplikationen im Zuge bakterieller oder viraler Erkrankungen: eher häufig, gefürchtet bei allen Infektionskrankheiten.
- Vergiftungen durch Giftaufnahme mit der Nahrung, aber auch interne Vergiftungen nach Verdauungsstörungen sowie nach bakteriellen Infekten (Bakterientoxine).
- chronische, degenerative Erkrankungen innerer Organe, die durch einen verstärkten Blutrückstau zu einer erhöhten Herzbelastung führen können.
- Stoffwechselstörungen, chronische Erkrankungen der Leber und der Niere (Ausscheidung der Giftstoffe ist gestört).
- Hitzeschlag (Kaninchen sind besonders empfindlich, wenn sie der direkten Sonnenbestrahlung ausgesetzt sind.)

Klinische Symptome
Atemnot in Verbindung mit einer leichten Blauverfärbung der Schleimhaut deutet auf eine Herzerkrankung hin. Eine solche Blauverfärbung läßt sich besonders gut am Nasenspiegel feststellen. Die Körpertemperatur solcher Tiere liegt zumeist unter der Norm (es besteht Untertemperatur). Diese Tiere fühlen sich kalt an.

Behandlung:

Prinzipiell schlägt der Autor bei jeder Erkrankung des Kaninchens eine homöopathische Behandlung vor. Cardiacum Tab. der Fa. Heel, eine Tablette täglich, haben sich bewährt.

Homöopathische Behandlung bei einem Herzanfall und bei kreislaufbedingten Schwächezuständen
- Crataegus Dl
- Cactus Dl

- Veratrum album D3, mehrmals täglich 5 Globuli verabreichen; Achtung bei der Eingabe keine Streßsituation für das Tier erzeugen, da es dadurch zu einem plötzlichen Herztod kommen kann.

Homöopathische Behandlung der Herzschwäche

- Kalium carbonicum D6
- Ammonium carbonicum D4

mehrmals täglich 5 Globuli verabreichen

Homöopathische Behandlung bei einer Herzinsuffizienz (Blauverfärbung bei geringer Anstrengung)

- Convallaria majalis D3
- Ammi visnaga D3

mehrmals täglich 5 Globuli eingeben.

Blutarmut (Anämie)

Allgemeines

Folgende Ursachen kommen für eine Anämie in Frage:

- starker Befall mit Endo- oder Ektoparasiten (Blutsauger), auch ein starker Zeckenbefall bei einer Freilandhaltung kann zu einer Blutarmut führen.
- Blutungen nach Unfällen, Tumorblutungen
- nach Intoxikationen (Vergiftungen)
- nach bakteriellen oder viralen Infektionskrankheiten, durch Schädigung blutbildender Organe
- Lebererkrankungen (Störungen der Blutgerinnung), Knochenmarkserkrankungen (Störungen der Bildung der roten Blutkörperchen), aber auch bei Leukämie (eher selten)

Klinische Symptome

Die Schleimhäute sehen blaß aus, die Tiere wirken apathisch und kraftlos. Sie können auch eine erhöhte Atemfrequenz zeigen.

Behandlung:

- Bekämpfung von Ekto-und Endoparasiten auch bei einem klinisch gesunden Kaninchen immer konsequent durchführen. Bei einer Freilandhaltung muß vor allem auf die Möglichkeit eines Zeckenbefalls geachtet werden.
- Vitaminzufuhr über das Trinkwasser. Bei Anämien muß auch an eine Zufuhr von Vitamin K gedacht werden. Das Vitamin K spielt bei der Blutgerinnung eine wichtige Rolle. Jede Blutung muß sofort gestillt werden.

Homöopathische Behandlung

- Natrium muriaticum D200: 5 Globuli einmal im Monat
- Ferrum phosphoricum D12
- China D4 bei Erschöpfungszuständen, nach einem Blutverlust, einmal täglich 5 Globuli verabreichen.

Hitzschlag

Allgemeines

Kaninchen sind besonders hitzeempfindlich. Insbesonders vertragen diese Tiere keine direkte Sonnenbestrahlung. In freier Natur ziehen sich diese Tiere in ihre Höhlen zurück oder halten sich während des Tages im Schatten auf. Sie werden erst in der Dämmerung aktiv. Besonders gefährdet sind Kaninchen in der Heimtierhaltung, wenn Käfige auf dem Balkon gestellt werden. Besteht für das Kaninchen keine Rückzugsmöglichkeit auf einen schattigen Platz, dann kann es sehr rasch zu einer Überhitzung des Tieres kommen.

Klinische Symptome

In einer solchen Situation nehmen die Tiere eine charakteristische Bauchlage mit nach hinten gestreckten Beinen ein. Dabei kann man eine hochfrequente Atmung beobachten. Auch Muskelzittern sowie ein Schockzustand ist zu beobachten.

Behandlung:

- Die Tiere müssen sofort in den Schatten gebracht werden.
- Nasse, kühle Tücher auflegen
- Flüssigkeit zuführen
- Mit geschockten Tieren vorsichtig manipulieren. Es besteht Gefahr eines Herz-Kreislaufversagens.

Homöopathische Behandlung

- Aconitum D30: alle 10 Minuten 5 Globuli eingeben.
- Gelsemium D6: einmal täglich 5 Globuli eingeben, um Spätschäden zu vermeiden.

Immer eine homöopathische Herztherapie durchführen: Cardiacum Tabletten. Im akuten Zustand eine Tablette alle 4 Stunden, ansonsten eine Tablette täglich.

Erkrankungen der Harn- und Geschlechtsorgane

Erkrankungen der Harnorgane

Allgemeines

Erkrankungen der Harnorgane sind bei Kaninchen eher seltener anzutreffen. Wegen der eingeschränkten Diagnosefindung (Kleinheit der Tiere) ist es auch darüber hinaus sehr schwer, derartige Erkrankungen zu erkennen. Ein wichtiger Anhaltspunkt für eine Krankheit der Harnorgane ist die Veränderung des Aussehens des Harnes (blutig, trüb, schleimig). Mit den aus der Humanmedizin bekannten Teststreifen läßt sich der Harn leicht untersuchen. Dabei können u.a. rote Blutkörperchen (Erythrozyten) sowie weiße Blutkörperchen (Leukozyten) nachgewiesen werden. Ihr Tierarzt kann durch eine Blutabnahme feststellen, ob die Niere noch funktionstüchtig ist oder ob bereits ein Nierenschaden besteht. Wie bei allen Säugetieren können natürlich Erkrankungen in allen Abschnitten der harnableitenden Organe auftreten.

Niere:	Nierenentzündungen: akute/chronische
Nierensteine:	sehr selten
Blase:	Blasenentzündungen: akute/chronische
Blasensteine:	bei Kaninchen sehr häufig

Klinische Symptome

Bei vielen Erkrankungen der Harnorgane insbesondere bei chronischen Erkrankungen kann vermehrter Durst beobachtet werden. Vermehrter Durst muß immer als ein mögliches Krankheitssymptom betrachtet werden. Daraus resultiert ein vermehrter Harnabsatz. Bei einer Blasenentzündung bzw. bei Blasensteinen ist der Harnabsatz schmerzhaft. Weiters kann in der Regel auch ein verändertes Aussehen des Harnes beobachtet werden: Eintrübung, eventuell blutig. Bei Blasensteinen findet man neben Harnabsatzbeschwerden auch kolikartige Bauchschmerzen. Der Harn wird oft nur mühsam unter Einsatz der Bauchpresse abgesetzt. Die Tiere nehmen dabei eine gekrümmte Haltung während des Harnabsatzes ein. Der Harnabsatz ist schmerzhaft. Wird die Harnröhre beim Abgang eines Blasensteins verlegt, dann kann das Kaninchen trotz eines starken Harndrangs überhaupt keinen Harn oder diesen nur mehr tröpfchenweise absetzen. Bei einem chronischen Verlauf der Erkrankung kann man Freßunlust, Abmagerung sowie ein struppiges Haarkleid beobachten. Bei einem andauernden Blutverlust kann auch Blutarmut (Anämie) beobachtet werden.

Behandlung:

- Bei einem gestörtem Allgemeinbefinden (Apathie, Freßunlust) kann auch eine vorübergehende, antibiotische Versorgung sowie eine Flüssigkeitszufuhr mittels subkutaner Infusion notwendig werden (Tierarzt).

Führen Sie stets eine homöopathische Herzbehandlung durch: Cardiacum Tab. (Fa. Heel eine Tablette täglich)

Homöopathische Behandlung

Niere:	Berberis D4
	Coccus cacti D4
Blase:	Sabal serrulatum D6
	Cantharis D4
Steinbildung:	Calcium carbonicum D12
	Berberis D4

Bei akutem Krankheitsbild mehrmals täglich 5 Globuli, bei einer chronischen Erkrankung einmal täglich 5 Globuli

Harninkontinenz

Allgemeines

Unter Harninkontinenz versteht man das Unvermögen, den Harnabgang willentlich zu kontrollieren. Man findet eine solche Erkrankung bei älteren Tieren sowie bei kastrierten Rammlern.

Klinische Symptome

Der Harn fließt tröpfchenweise unkontrolliert ab. Dadurch sind der Afterbereich sowie die Schenkelinnenseiten ständig vom Harn feucht. Oft findet man in weiterer Folge Hautentzündungen. In der warmen Jahreszeit besteht darüber hinaus die Gefahr eines Fliegenmadenbefalls.

Behandlung:

Homöopathische Behandlung

– Causticum D6 Tabletten eine Tablette täglich

Geschlechtsorganerkrankungen

Erkrankungen der weiblichen Geschlechtsorgane

Gebärmutterentzündung

Beschreibung

Eine Gebärmutterentzündung wird durch Bakterien (Staphylokokken, Streptokokken, Proteus u.a.) hervorgerufen. Die Infektion erfolgt häufig während der Brunst oder nach einer Brunst über einen aufsteigenden Keimbefall durch den Gebärmutterhals. Wenn der Gebärmutterhals etwas geöffnet ist (Brunst, Geburt) ist eine Besiedelung der Gebärmutterschleimhaut mit Bakterien möglich. Liegt eine allgemeine Abwehrschwäche vor, dann können sich die eingedrungenen Bakterien massiv vermehren und eventuell eine eitrige Füllung der Gebärmutter hervorrufen. Neben einer eitrigen Gebärmutterentzündung kennen wir auch die nichteitrige oder schleimige.

Klinische Symptome

Das Allgemeinbefinden ist gestört. Apathie und Freßunlust liegen vor. Die Tiere trinken auffällig viel. Das Haarkleid ist struppig und wirkt unsauber. Die Tiere magern ab. Neben diesen allgemeinen Symptomen kann man (allerdings nicht immer) einen eitrigen Scheidenausfluß beobachten. Durch einen sanften Druck auf die Bauchwand kann man den eitrigen Scheidenausfluß verstärken. Aber Vorsicht bei jeder Manipulation! Die eitrig gefüllte Gebärmutter kann bei einer ungeschickten Untersuchung zerreißen. Dabei würde sich der Gebärmutterinhalt in die Bauchhöhle ergießen.

Behandlung:

Homöopathische Behandlung

- Aristolochia D6: bei hormonellen Störungen der Eierstöcke
- Pulsatilla D6: durch dieses Mittel wird die Gebärmutterfüllung entleert.
- Hepar sulfuris D6: bei eitrigen Entzündungen
- Mercurius solubilis D12: bei eitrigen Entzündungen
- Lachesis D12 bei einem Intoxikationszustand, mehrmals täglich 5 Globuli verabreichen.

Führen Sie stets eine homöopathische Herzbehandlung durch: Cardiacum Tab. (Fa. Heel): eine Tablette täglich.

Wichtig ist eine lebenslange homöopathische Nieren- und Lebertherapie:

- Carduus marianus D2 für die Leber
- Berberis D4 zur Nierenbehandlung.

Eierstockzysten

Beschreibung

Eierstockzysten kommen beim Kaninchen eher selten vor. Oft aber ohne klinische Symptome hervorzurufen. Nur wenn diese Eierstockzysten hormonell aktiv sind, kann man deutliche klinische Symptome feststellen.

Klinische Symptome

Oft deutliche Umfangsvermehrung des Bauches. Die Haut des Kaninchens wird sichtbar dünner. Es kann ein symmetrischer Haarausfall am Rücken (Form einer Brille) bzw. beiderseits an den Flanken entstehen. Das Kaninchen wirkt faul und träge. Im Bereich der Unterhaut wird viel Fett eingelagert.

Behandlung:

Jüngere Kaninchen sollten kastriert werden (Entfernung der Gebärmutter mit den zystisch entarteten Eierstöcken - Tierarzt.)

Homöopathische Behandlung

- Ovarium comp. Ampullen (Fa. Heel): jeden zweiten Tag eine Ampulle ins Trinkwasser.
- Aristolochia D6 – Lachesis D12
- Apis mellifica D4

mehrmals täglich 5 Globuli verabreichen.

Stets eine homöopathische Leber- und Nierentherapie durchführen:

- Lycopodium D6 als Lebertherapie
- Berberis D4 als Nierentherapie

Gesäugeentzündung

Beschreibung

Eine Gesäugeentzündung kommt in erster Linie bei Muttertieren vor. Durch die Milchkanäle der Zitzen können Entzündungsbakterien wie Streptokokken, Staphylokokken u.a. in die Milchdrüse eindringen und unter Umständen eine Entzündung hervorrufen. Auch in diesem Fall spielt eine gewisse Abwehrschwäche für das Entstehen dieser Entzündung eine bedeutende Rolle. Unter Umständen kann sich auch ein Abszeß mit Gewebeeinschmelzung bilden.

Klinische Symptome

Das Allgemeinbefinden ist gestört, Apathie und Freßunlust liegen vor. Das Gesäuge zeigt die typischen Merkmale einer Entzündung: Schwellung und Rötung, das Gesäuge ist heiß und sehr schmerzempfindlich.

Behandlung:

Homöopathische Behandlung eines Gesäugeabszesses

Liegt ein Abszeß vor, dann ist häufig eine chirurgische Spaltung notwendig. Unter Umständen kann man sich eine chirurgische Spaltung durch Verwendung bestimmter homöopathischer Medikamente ersparen.

- Hepar sulfuris D6: bei einem reifen Abszeß.
- Hepar sulfuris D4: wenn das Abszeß noch nicht reif ist, fördert die Reifung.

– Mercurius solubillis D12: bei einem reifen Abszeß
– Myristica sebifera D6: wird auch als "homöopathisches Messer" bezeichnet, weil es zum Aufbrechen des Abszesses führen kann.
mehrmals täglich 5 Globuli verabreichen.

Homöopathische Behandlung einer Gesäugeentzündung
– Belladonna D30
– Echinacea angustifolia D6
– Hepar sulfuris D6
mehrmals täglich 5 Globuli verabreichen.

Wärme mittels Wärmekissen zuführen. Auch feuchtwarme Umschläge fördern der Reifungsprozeß.
Bei einem gestörten Allgemeinbefinden kann auch unter Umständen eine antibiotische Versorgung sowie eine Flüssigkeitsersatztherapie mittels subkutaner Infusion notwendig werden (Tierarzt).

Erkrankungen männlicher Geschlechtsorgane

Allgemeines

Derartige Erkrankungen sind äußerst selten anzutreffen. Erkrankungen der Prostata (Vorstehdrüse) sind völlig bedeutungslos. Gelegentlich können Erkrankungen der Hoden auftreten. Vor allem wegen der exponierten Lage der Hoden außerhalb des Körpers im Hodensack können Verletzungen und Hodenentzündungen infolge von Verletzungen vorkommen.

Hodenentzündungen, Verletzungen der Hoden

Klinische Symptome

Ein Hoden oder aber auch alle beide sind geschwollen und vor allem sehr schmerzhaft. Die Haut über den Hoden ist gerötet. Das Allgemeinbefinden kann gestört sein.

Behandlung:

Homöopathische Behandlung

- Belladonna D30
- Arnica D4

  mehrmals täglich 5 Globuli verabreichen.

Hodentumor

Beschreibung

Hodentumore kommen sehr selten bei Kaninchen vor. Sie sind auch für einen Laien wegen der einseitigen derben Hodenvergrößerung leicht zu erkennen. Im Gegensatz zu einer Entzündung fehlen im Anfangsstadium die Anzeichen der Entzündung, außerdem vergrößert sich der Tumor eher langsam, während die Schwellung bei Entzündungen sehr rasch größer wird.

Behandlung:

- Bei jüngeren Kaninchen ist die Kastration vorzuziehen.
- Bei älteren Kaninchen sollte eine Euthanasie (Sterbehilfe) durchgeführt werden.

Die Spirochätose („Kaninchensyphillis")

Allgemeines

Als Erreger dieser Kaninchenkrankheit kennt man das Bakterium Treponema cuniculi. Da der Erreger der menschlichen Syphilis Treponema pallidum heißt, wird diese Kaninchenkrankheit als „Kaninchensyphilis" bezeichnet. Die Spirochätose des Kaninchens hat natürlich mit Syphilis des Menschen nichts zu tun. Es ist sowohl keine Übertragung vom Menschen auf das Kaninchen als auch keine Übertragung von Kaninchen auf den Menschen möglich. Auch beim „Kaninchensyphilis" erfolgt die Übertragung über den Deckakt. Kaninchenbabies werden von der kranken Kaninchenmutter während der Geburt oder während der Säugeperiode angesteckt.

Klinische Symptome

Nach einer relativ langen Ansteckungszeit (Inkubationszeit), die mehrere Wochen bis Monate betragen kann, beginnt die Erkrankung mit Schwellungen und Rötungen der Penisvorhaut, der Eichel sowie der Haut der Hoden. Bei der Häsin entwickelt sich eine Scheidenentzündung. Der anfangs wäßrige Ausfluß wird allmählich schleimig-eitrig. Dann treten derbe kleine Knoten auf, die allmählich geschwürig zerfallen. Solche typischen Geschwüre findet man nicht nur im Bereich der Geschlechtsorgane, sondern auch am Gesäuge, am Ohrgrund, rund ums Auge und im Nasenbereich.

Behandlung:

Eine Behandlung sollte ausschließlich durch den Tierarzt erfolgen. Erkrankte Tiere dürfen nicht zur Weiterzucht verwendet werden.

Erkrankungen des Skelettsystems

Frakturen und Luxationen

Allgemeines

Zu den häufigsten Erkrankungen des Skelettsystems gehören Knochenbrüche (Frakturen) und Ausrenkungen (Luxationen). Solche Verletzungen sind aber eher selten anzutreffen. Vor allem das Hüftgelenk bzw. das Ellbogengelenk sind am häufigsten bei Ausrenkungen betroffen. Sie entstehen durch Sprünge von Tisch oder Sesseln bzw. durch Hinunterfallen aus den Händen spielender Kinder. Auch relativ selten kommen Wirbelsäulenluxationen oder Wirbelsäulenfrakturen vor. Solche Verletzungen entstehen durch die plötzlichen Abwehrbewegungen, die gerade Kaninchen bei jedem Manipulieren spontan zeigen. (Kaninchen sind typische Fluchttiere).

Klinische Symptome

Bei Frakturen und oder Luxationen kommt es zu einer abnormen Stellung der Gliedmaßen. Die Extremitäten sind abnorm beweglich. Bei Frakturen sind Krepitationsgeräusche (Geräusch, wenn gebrochene Knochen aneinander reiben) hörbar. Bei Wirbelsäulenverletzungen können vorübergehende bis bleibende Schäden des Nervensystems auftreten. Liegt eine Luxation oder eine Fraktur in der Wirbelsäule vor, dann ist in der Regel wegen einer Querschnittslähmung, jede Behandlung aussichtslos.

Behandlung:

- Es sollte der Versuch einer Ruhigstellung eines gebrochenen Knochens erreicht werden. Eine Schienung des gebrochenen Knochens mit Gips oder ähnlichem Material ist oft sehr schwierig, da Kaninchen Nagetiere sind, und es ihnen leicht möglich ist, das Schienungsmaterial, auch wenn es noch so hart ist, herunterzubeißen. Kaninchen tolerieren aber eine Gipsschiene eher als andere Nagetiere. Eine Gipsschiene während einer Dauer von zwei bis drei Wochen ist ausreichend. Fallweise ist aber eine mehrmalige Erneuerung der Gipsschiene notwendig.

Homöopathische Behandlung bei Frakturen

Mit Hilfe der Homöopathie kann man den Heilungsprozeß des gebrochenen Knochens fördern.

- Symphytum D3
- Calcium phosphoricum D6

  einmal täglich 5 Globuli verabreichen.

Homöopathische Behandlung nach Verrenkungen

- Arnica D3
- Symphytum D3

  mehrmals täglich 5 Globuli verabreichen.

Rachitis

Allgemeines

Rachitis ist eine Krankheit der jugendlichen Kaninchen. Bei der Rachitis handelt es sich um eine Knochenentwicklungsstörung, die durch einen Vitamin D oder Kalziummangel entstehen kann. Das Vitamin D ist für die Aufnahme von Kalzium aus dem Darm verantwortlich. Bei einem Mangel an Vitamin D kommt es zu einer herabgesetzten Aufnahme von Kalzium. Das hat zur Folge, daß zuwenig Kalzium in den Knochen abgelagert wird. Die Knochen werden durch den Kalziummangel weicher und beginnen sich durch das Körpergewicht zu verformen. Rachitis ist bei Kaninchen eine äußerst seltene Erkrankung. Man kann sie nur unter extrem schlechten Haltungsbedingungen wie z.B. Haltung in völliger Dunkelheit vorfinden. Neben dem Vitamin D spielt ein Mangel an Sonnenlicht auch eine Rolle in der Entstehung dieser Krankheit.

Behandlung:

- Verbesserung der Haltungsbedingungen: genügend Sonnenlicht, ausgewogene, kaninchengerechte Ernährung.
- Vitamin D3 Tropfen ins Trinkwasser (Oleovit D3): ein Tropfen täglich.

Homöopathische Behandlung
- Calcium phosphoricum D6
- Calcium carbonicum D6
  einmal täglich 5 Globuli

Abschnürungsnekrosen an den Extremitäten

Beschreibung

Abschnürungsnekrosen werden in der tierärztlichen Praxis immer wieder beobachtet. Schuld daran sind gesponnene Watte, aber auch Fäden sowie Heu- und Strohhalme. Wenn sich ein solcher Faden durch die Bewegungen des Tieres um einen Fuß wickelt, kann unter ungünstigen Umständen der Fuß derart abgeschnürt werden, daß er nekrotisch wird und abfällt.

Klinische Symptome

Lahmheit mit geschwollener Extremität mit bläulicher Hautverfärbung. Es besteht eine hochgradige Schmerzhaftigkeit in dem betroffenen Fuß.

Behandlung:
- Sofortige, sorgfältige und möglichst schonende Entfernung des Fadens mit einer Schere.
- Baden des Fußes im lauwarmen Kamillentee.

Homöopathische Behandlung
- Arnica D3
- Secale cornutum D4
  mehrmals täglich 5 Globuli eingeben.

Vergiftungen

Allgemeines

Vergiftungen kommen bei Kaninchen selten vor. Dabei spielen in der Regel klassische Gifte, wie sie bei anderen Säugetieren vorkommen (wegen der Käfighaltung), kaum eine Rolle. Nur bei freilebenden Kaninchenherden sind natürlich auch Vergiftungen möglich.

Welche Vergiftungsursachen sind möglich

- Schädlingsbekämpfungsmittel, Düngemittel: ungewaschener Salat, Äpfel und anderes Obst; Glashausware.
- Medikamente: verschiedene Medikamente werden von Kaninchen nicht so gut vertragen; ein ständiger Vitamin D-Überschuß kann zu einer Organverkalkung führen (daher nie eine chemische Vitaminzufuhr durchführen, außer sie ist medizinisch angezeigt. Die beste Vitaminzufuhr ist über eine ausgewogene Ernährung mit Obst und rohem Gemüse gewährleistet).
- Empfindlichkeit gegenüber von Ektoparasitenmittel: sehr viele Ektoparasitenmittel basieren auf chlorierte Kohlenwasserstoffe. Bei einer individuellen Überempfindlichkeit, bei einer Überdosierung bzw. bei einer nichtfachgerechten Anwendung kann es zu Vergiftungserscheinungen kommen.
- Vergiftungen durch Aufnahme von Ratten- und Mäusegifte
- Verdorbene und verschimmelte Futtermittel
- Nitrat-Nitrit-Vergiftungen bei Verfütterung von Grünfutter frisch gedüngter Weiden.
- Pflanzliche Gifte (Giftpflanzen): Giftpflanzen können im Grünfutter enthalten sein. Folgende Giftpflanzen kommen bei uns häufig vor und sind für das Kaninchen unterschiedlich giftig: Herbstzeitlose, Steinklee, Kreuzkraut, Lupinen, Bingelkraut, Fingerhut, Maiglöckchen u.v.a.
- Schimmelpilzvergiftungen: Schimmelpilze produzieren Giftstoffe, sogenannte Mykotoxine. Bei ungünstiger Lagerung der Futtermittel kann es relativ leicht zu einem Schimmelpilzbefall kommen. Diese Schim-

melpilzgiftstoffe können auch durch Erhitzen der Nahrungsmittel nicht beseitigt werden.

Klinische Symptome

Die Krankheitssymptome sind meist nur allgemeiner Natur, d. h. aus den Krankheitserscheinungen läßt sich nicht eine Diagnose Vergiftung stellen bzw. auf eine bestimmte Art der Vergiftung schließen. Vielmehr sollte man auf den zeitlichen Zusammenhang einer bestimmten Fütterung oder einer Ektoparasitenbekämpfung und dem Auftreten von Krankheitssymptomen achten. Es kommt meist zur Apathie, Freßunlust, in weiterer Folge zur Abmagerung mit struppigem Haarkleid. Durch die gestörte Immunabwehr kann es zu sekundären Infektionen kommen. Oft kann man daher eine eitrige Bindehautentzündung beobachten.

Bei Vergiftungen mit Ektoparasitenmittel

Erregungszustände, Muskelzittern, Speichelfluß, Appetitlosigkeit

Bei Vergiftungen mit Ratten- und Mäusegift

Wichtigstes Ratten- und Mäusegift ist Dicumerol. Das Dicumerol ist ein Antagonist (Gegenspieler) zum Vitamin K. Das Dicumerol verdrängt das Vitamin K. Da das Vitamin K eine große Rolle bei der Blutgerinnung spielt, kommt es nach einer Dicumerolvergiftung zu einer Verzögerung der Blutgerinnung. Durch kleine, wiederholte Blutungen kommt es mit der Zeit zu einem massiven Blutverlust, der allmählich zum Tode führt. Klinisch wird man vor allem Blutungen bzw. Anämie und Apathie finden.

Bei der Nitrat-Nitrit Vergiftung

Koliken, Krämpfe, Zittern sowie Blutungen. Nitrate sind Gifte, die den Sauerstofftransport in den roten Blutkörperchen stören.

Bei Schimmelpilzintoxikationen

Findet man Störungen im Magen-Darmtrakt wie Durchfälle und Appetitlosigkeit. Bei einer massiven Vergiftung sind vor allem Störungen der Blutbildung mit deutlicher Anämie (Blutarmut) vorhanden. Zusätzlich können infolge einer gestörten Blutgerinnung Blutungen auftreten. Hier besteht die Möglichkeit einer Verwechslung mit einer Rattengiftvergiftung (Dicumerol).

Behandlung:

Vergiftungsmöglichkeiten durch sorgfältiges Waschen der Nahrungsmittel vermeiden. Keine sichtbar verdorbenen oder verschimmelten Futtermittel verwenden.

- Eine eventuell auftretende, eitrige Bindehautentzündung sollte mit einer antibiotischen Augensalbe behandelt werden.
- Bei einem gestörtem Allgemeinbefinden (Apathie, Freßunlust) kann zur Entlastung der Niere eine Flüssigkeitszufuhr mittels subkutaner Infusion notwendig werden (Tierarzt).

Führen Sie stets eine homöopathische Herzbehandlung durch:
Cardiacum Tab. (Fa. Heel): eine Tablette täglich.

Homöopathische Behandlung:
- Carduus marianus D2 und Lycopodium D6 zur Leberentgiftung
- Berberis D4 zur Nierenunterstützung
  einmal täglich 5 Globuli

Tumore

Allgemeines

Tumore sind bei Kaninchen nicht sehr häufig anzutreffen. Es kommen sowohl gutartige als auch bösartige Tumore vor. Durch die Form und das Aussehen eines Tumors kann aber nicht mit Sicherheit auf Gut- oder Bösartigkeit geschlossen werden. Eine derartige Unterscheidung ist nur durch eine histologische Untersuchung möglich. Tumore findet man bei den Kaninchen am häufigsten in der Brustdrüse, Gebärmutter und in der Haut. In den anderen Organen sind Tumore viel seltener zu beobachten. Sie sind aber auch viel schwieriger festzustellen. Grundsätzlich kann aber jedes körperliche Gewebe tumorös entarten.

Klinische Symptome

Tumore sind durch eine abnorme Umfangsvermehrung gekennzeichnet. Auch gutartige Tumore können ab einer gewissen Größe Beschwerden hervorrufen bzw. zu erheblichen, funktionellen Störungen führen. Durch bakterielle Sekundärerreger können Tumore auch vereitern.

Behandlung:

In vielen Fällen wird die Euthanasie (Sterbehilfe) notwendig sein. Vor allem bei älteren Tieren ist eine Behandlung meist nicht vertretbar.

- Hauttumore und Brusttumore sind einer chirurgischen Behandlung gut zugänglich, sodaß solche Tumore immer mit einem sehr guten Behandlungserfolg beseitigt werden können.
- Eine homöopathische Behandlung muß lebenslang erfolgen. Die Medikamente werden über das Trinkwasser zugeführt.

Homöopathische Behandlung

Tumore allgemein

- Arsenicum album D6
- Carbo animalls D4
- Thuja D4
  einmal täglich 5 Globuli
- Ney Tumorin (Fa. Vitorgan): 5 Tropfen täglich

Brusttumore

- Scrophullaria nodosa D6
- Conium D6
- Ney Tumorin Tropfen

Führen Sie stets eine homöopathische Herzbehandlung (Cardiacum Tab.: eine Tablette täglich) sowie eine Nieren- und Leberbehandlung durch (Berberis D4 sowie Carduus marianus D2: je 5 Globuli täglich).

Erkrankungen des Nervensystems

Allgemeines

Erkrankungen des Nervensystems sind bei Kaninchen nicht so selten. Es können erworbene und angeborene Erkrankungen des Nervensystems unterschieden werden. Folgende Erkrankungen des Nervensystems kann man häufiger vorfinden:

Nachhandlähmung
Torticollis
Epilepsie (Anfallkrankheit)

Epilepsie

Allgemeines

Epilepsie kann sowohl als angeborene als auch als erworbene Erkrankung auftreten. Bei weißen Kaninchen mit blauen Augen tritt diese Krankheit häufiger auf und dürfte erblich bedingt sein. Epilepsie kann aber auch als Spätfolge einer Schädelverletzung - Sturz des Kaninchens auf dem Kopf auftreten. Dabei kann unter Umständen die Verletzung bereits Monate bis Jahre zurückliegen. Auch im Zuge von Vergiftungen können derartige epileptiforme Anfälle auftreten, die leicht mit einer richtigen Epilepsie verwechselt werden können.

Klinische Symptome

Es besteht ein krampfartiger Anfall. Die Tiere liegen in Seitenlage mit heftig zuckenden Hintergliedmaßen. Der Kopf ist nach hinten gedreht, dabei besteht Speichelfluß. Während des Anfalls kommt es in der Regel zu einem Harn- und Kotabgang. Kaninchen sind sehr schreckhafte Tiere, sodaß bei diesen Tieren ein solcher epileptischer Anfall sehr dramatisch abläuft. Dabei kommt es durch die unkontrollierbaren, heftigen Bewegungen relativ häufig zu Verletzungen. Viele Tiere sterben auch während eines Anfalls oder nach einem Anfall am Schock.

Behandlung:

Homöopathische Behandlung
- Helleborus D3
- Oenanthe crocata D6
  je 5 Globuli täglich
- Cuprum metallicum D200: einmal pro Woche 5 Globuli

Nachhandlähmung

Allgemeines

Unter einer Lähmung einer oder beider Hinterextremitäten versteht man das vollständige oder unvollständige Nachziehen dieses Hinterbeines. Folgende Ursachen kommen in Frage:
- Traumatische Ursachen: Verletzungen der Wirbelsäule durch Hinunterfallen des Tieres, durch starkes Ausschlagen mit den Hinterläufen in zu engen Käfigen.
- erblich bedingte Hinterhandlähmung
- Vitamin E- und Selenmangel

Klinische Symptome

Die gelähmte Nachhand wird nachgezogen. Mit der Zeit kommt es dann zu Abschürfungen mit schlecht heilenden Wunden.

Behandlung:

- Reich an Vitamin E sind angekeimte Körner aber auch jegliches Grünfutter, so daß es kaum zu einem Vitamin E Mangel kommen kann. Dasselbe gilt für einen Selenmangel. Bei der Behandlung der Nachhandlähmung sollte aber trotzdem Vitamin E, Vitamin A und der Vitamin-B-Komplex zugeführt werden.
- Liegt eine Verletzung der Wirbelsäule vor mit völliger Reflexlosigkeit in den Hinterläufen, dann ist die Euthanasie (Sterbehilfe) vorzuziehen.

Homöopathische Behandlung
- Gelsemium D6
- Hypericum D3
- Plumbum metallicum D30
  je 5 Globuli täglich

Torticollis (Drehhals)

Allgemeines

Beim Krankheitsbildes des Torticollis versteht man das Verdrehen des Kopfes in der Längsachse. Es kommen mehrere Ursachen für diese Krankheit in Frage:

- Infektionskrankheiten: Ein Parasit (Nosema cuniculi) gilt als Erreger der Schiefhalskrankheit der Kaninchen. Viele Kaninchen sind Träger von Nosema cuniculi, ohne jedoch klinisch zu erkranken. Bei schlechten Haltungsbedingungen kann jedoch der gesamte Bestand erkranken.
- Einer der Erreger des „Ansteckenden Schnupfens" nämlich Pasteurella multocida kann eine Mittelohrentzündung auslösen, die ebenfalls das Krankheitsbild einer Torticollis zeigen kann.
- Auch fehlerhafte Ernährung sowie einseitige Ernährung soll ebenfalls dieses Krankheitsbild auslösen können (noch nicht endgültig geklärt).

Klinische Symptome

Neben Apathie und Appetitmangel zeigt das Kaninchen eine sich langsam entwickelnde Drehung des Kopfes. Das Kaninchen ist dabei außerstande den verdrehten Kopf selbständig wieder zurückzudrehen. Die Verdrehung des Kopfes kann solche Ausmaße annehmen, daß sich das Kaninchen um seine Längsachse dreht, wenn es eine Vorwärtsbewegung versucht. Schreckhafte Kaninchen können sich fortwährend um ihre eigene Achse drehen. Wobei natürlich Verletzungen leicht möglich sind. Zusätzlich kann dabei auch ein lebensgefährlicher Schockzustand entstehen.

Behandlung:

- Die von mir vorgeschlagene Behandlung war in den meisten Fällen erfolgreich.
- Liegt Fieber vor bzw. zeigt sich bei der Untersuchung des Ohres, daß ein Verdacht einer Mittelohrentzündung besteht, dann ist eine Behandlung mit einem Antibiotikum angezeigt (Tierarzt).

Homöopathische Behandlung

- Hypericum D3
- Belladonna D30
- Plumbum metalicum DI2
- Rhus toxicodendron D6

Stündlich je 5 Globuli vorsichtig eingeben.

Zytoplasmatische Therapie nach Professor Theurer

- Neytroph-Tropfen (Fa.Vit Organ): Stündlich 3 Tropfen eingeben. Bei der zytoplasmatischen Therapie handelt es sich um eine Therapie, bei der Organzubereitungen von Schlachttieren dem Kaninchen zugeführt werden, um die Heilungskraft anzuregen. Gerade bei solchen degenerativen, nervalen Erkrankungen hat sich nach meiner Erfahrung die zytoplasmatische Therapie sehr gut bewährt.

- Immer einen Vitamin B-Komplex zuführen (Beneuran comp. Tabletten – Fa. Hafslund/Nykomed): eine Tablette täglich

Borna'sche Krankheit (Nichteitrige Gehirn-Gehirnhautentzündung)

Allgemeines

Die Borna'sche Krankheit betrifft in erster Linie Schafe und Pferde. Sie kann daher nur bei Kaninchen auftreten, wenn solche Tiere zusammen mit erkrankten Pferde und Schafe gehalten werden. Der Erreger dieser Erkrankung ist ein Virus. Die Übertragung erfolgt mit dem Futter aber auch wahrscheinlich durch Tröpfcheninfektion.

Klinische Symptome

Die Krankheit verläuft in der Regel langsam und schleichend. Da es im Zuge dieser Erkrankung zu einer degenerativen Erkrankung des Zentralnervensystems kommt, stehen nervale Symptome im Vordergrund: Zittern, Zähneknirschen, Kreisbewegung, schwankender Gang und Abmagerung infolge eines Appetitmangels.

Behandlung:

Eine Behandlung ist derzeit nicht bekannt. Es ist die Euthanasie (Sterbehilfe) vorzuziehen.

Wichtige Infektionskrankheiten

Allgemeines

Folgende wichtige Infektionskrankheiten sind beim Kaninchen bekannt:

- Die Myxomatose
- Die Tularämie (Hasenpest)
- Rabbit Hemorrhagic Disease (Hämorrhagische Kaninchenkrankheit) - siehe Erkrankungen des Atmungstraktes.
- Die Borna'sche Krankheit (Nichteitrige-Hirnhautentzündung) - siehe Erkrankungen des Nervensystems.
- Rhinitis contagiosa cuniculi ("Ansteckender Kaninchenschnupfen") - siehe Erkrankungen des Atmungstraktes.
- Salmonellose (siehe Erkrankungen des Verdauungstraktes).
- Tyzzer's disease (siehe Erkrankungen des Verdauungstraktes)
- Pasteurellose - siehe Erkrankungen des Atmungstraktes.
- Rodentiose (Pseudotuberkulose)- siehe Erkrankungen des Verdauungstraktes.
- Spirochätose ("Kaninchensyphilis")- siehe Erkrankungen der Geschlechtsorgane.
- Die Listeriose - siehe Erkrankungen des Nervensystems.
- Die Nekrobazillose (Diphteroide Entzündung) - siehe Erkrankungen der Mundhöhle
- Die Staphylokokkeninfektion

Die Myxomatose

Allgemeines

Die Myxomatose ist eine der gefürchtetsten Kaninchenkrankheiten. Als Erreger dieser Krankheit ist ein Virus (gehört in die Pockengruppe) bekannt. Die Übertragung erfolgt durch direkten Kontakt von Tier zu Tier sowie über Flöhe und Stechmücken. Da das Virus sehr lange ansteckungsfähig bleibt, ist auch eine Übertragung durch kontaminierter Gegenstände (Kleidung, Futter, etc.) möglich. Diese Krankheit ist besonders bei Wildkaninchen weit verbreitet. Bei den wildlebenden Kaninchen findet man die meisten Krankheitsfälle im Frühling und im Sommer, im Herbst und im Winter hingegen sind kaum Erkrankungsfälle bekannt.

Klinische Symptome

Nach einer kurzen Ansteckungszeit (Inkubationszeit) von 2 - 5 Tagen kommt es zu einer Schwellung und Entzündung der Augenlider mit starkem Tränenfluß. Das Allgemeinbefinden ist erheblich gestört. Es besteht Appetitlosigkeit und Apathie infolge des entstehenden Fiebers. Im weiteren Krankheitsverlauf kommt es zu teigigen Schwellungen im Bereich des Ohrgrundes, bei Mund und Nase sowie an den Extremitäten. Durch die teigigen Schwellungen im Kopfbereich kommt es zu einem unförmigen Aussehen der Tiere (Nilpferdkopf, Löwenkopf). Charakteristisch sind die teigigen Knotenbildungen an verschiedenen Körperstellen.

Behandlung:

- Jeder Verdacht einer Erkrankung an Myxomatose ist anzeigepflichtig.
- Die Myxomatose darf nicht behandelt werden.
- Vermeiden Sie direkten oder indirekten Kontakt mit wildlebenden Kaninchen. Bewahren Sie Futtermittel so auf, daß keine wildlebenden Kaninchen diese verschmutzen können.
- Es ist eine vorbeugende Schutzimpfung möglich.

Die Tularämie (Hasenpest)

Allgemeines

Der Erreger der Tularämie ist ein Bakterium (Francisella tularensis). Es können zahlreiche Tierarten erkranken. Vor allem Hasen, Kaninchen, verschiedene Nagetiere und Wildvogelarten. Diese Erkrankung ist darüberhinaus von Bedeutung, da sie auf den Menschen übertragbar ist. Besonders gefährdet sind Jäger, Angestellte von Wildbrethandlungen, Köche, Tierärzte u. a.. In erster Linie sind es Personen, die mit Ausscheidungen, Blut und inneren Organen dieser Tiere in Berührung kommen können. Die Übertragung dieser Erkrankung erfolgt durch direkten Kontakt von Tier zu Tier. Es spielen als Vektoren aber auch Stechmücken, Zecken, Flöhe und andere blutsaugende Insekten eine Rolle.

Klinische Symptome

Die Tiere zeigen Appetitlosigkeit und starke Apathie. Solche erkrankten Tiere bewegen sich langsam, taumeln und lassen sich leicht ergreifen. Besonders auffällig ist die stark vergrößerte Milz. In der Milz und in der Leber sind kleine weißgraue Abszesse vorhanden. Die Lymphknoten sind vergrößert und mit einer käsigen Masse gefüllt. Die Krankheit führt relativ rasch zum Tode. Sie ist sehr ansteckend, so daß rasch der gesamte Bestand erkranken kann.

Behandlung:

- Eine Behandlung dieser Krankheit ist nicht möglich.
- Es besteht keine Impfmöglichkeit.

Die Staphylokokkeninfektion

Allgemeines

Der Erreger dieser Kaninchenkrankheit ist Staphylokokkus aureus. Dieses Bakterium kommt in der Regel häufig vor, ohne daß klinische Symptome auftreten. Sie wirken nur dann krankmachend, wenn der Organismus durch schlechte Haltungs- und Fütterungsbedingungen so geschwächt wird, so daß sich diese Bakterien stark vermehren können. Die Staphylokokkose ist daher eine Faktorenkrankheit. Aus diesem Grund ist diese Krankheit nicht auf jedem Fall auf ein anderes Kaninchen übertragbar.

Klinische Symptome

Die Erreger können durch kleine Verletzungen der Haut eindringen und an der Eintrittsstelle Abszesse bilden. Bei schlechter Abwehrlage kann sich eine Sepsis ausbilden. Dabei kommt es zu einer Überschwemmung des ganzen Organismus mit diesen Keimen. Bei einem solchen, septikämischen Verlauf können auch plötzliche Todesfälle auch bei einem kurzen Krankheitsverlauf auftreten. Bei einem langsameren Verlauf kommt es zu zahlreichen, kleinen Abszessen in den inneren Organen. Die Tiere zeigen dabei Fieber, Appetitlosigkeit, ein struppiges Haarkleid sowie eine schleichende Abmagerung.

Behandlung:

- Verbessern Sie die klimatischen und hygienischen Haltungsbedingungen.
- Kranke Tiere müssen während der Behandlung von den anderen Tieren abgesondert und einzeln gehalten werden.
- Abszesse der Haut sollten chirurgisch gespalten werden. Das erkrankte Tier soll nicht auf einer Heu- oder Stroheinstreu gehalten werden, sondern auf einer Zellstoffeinlage, damit sich die Bakterien beim abfließendem Eiter nach der chirurgischen Spaltung nicht zu stark vermehren können.

Homöopathische Behandlung

- Echinacea angustifolia D6: zur Steigerung der körpereigenen Abwehr.
- Lachesis D6: bei jeder Sepsis
- Hepar sulfuris D6: bei Eiterungen.
- Pyrogenium D6: bei Sepsis mit Fieber
  mehrmals täglich 5 Globuli eingeben.

Bei Abszesse bewährt sich

Myristica sebifera D6 („homöopathisches Messer").

Stets eine homöopathische Leber-, Nieren- und Herztherapie durchführen:

- Herz: Cardiacum Tab. (Fa. Heel): eine Tablette täglich
- Leber: Lycopodium D6 – 5 Globuli täglich.
- Niere: Berberis D4 – 5 Globuli täglich.

Arzneimittellehre homöopathischer Arzneimittel

Abies nigra (Schwarzfichte)

Arzneimittelbild:	Ein gut wirkendes Mittel bei Magen-Darmerkrankungen
Leitsymptome:	– Magenschmerzen nach dem Essen
Potenz:	D6
Modalität:	*Besser:* – *Schlechter:* Nach dem Essen

Aconitum (Sturmhut)

Arzneimittelbild:	Aconitum ist ein Arzneimittel für den Beginn einer Erkrankung. Die Krankheit nimmt einen schnellen Verlauf und setzt plötzlich, mit hohem Fieber, ein.
Leitsymptome:	– plötzlich einsetzendes Fieber – viel Durst – Unruhe – Herzjagen, voller pochender Puls
Potenz:	D12
Modalität:	*Besser:* frische Luft; *Schlechter:* nachts

Aloe (Aloe perryi – Liliengewächs, Afrika, Indien)

Arzneimittelbild: Ein sehr gutes Mittel zur Wiederherstellung eines Körpergleichgewichts nach Behandlung mit Medikamenten und Krankheiten

Leitsymptome:
- Stuhldrang mit Durchfall
- Schleimabgang beim Stuhl
- schmerzhafter Kotabsatz
- brennende Afterschmerzen

Potenz: D6

Modalität: *Besser:* in kalter Luft
Schlechter: morgens, Hitze, heißes, trockenes Wetter

Alumina (Tonerde)

Arzneimittelbild: Ein besonderes Kennzeichen dieses Mittels ist die Trockenheit der Schleimhaut und der Haut.

Leitsymptome:
- Verstopfung mit trockenen Stühlen
- kein Stuhldrang
- chron. Schleimhautkatarrhe

Potenz: D6

Modalität: *Besser:* im Freien, nachts;
Schlechter: morgens, im warmen Zimmer

Ammi visnaga (Zahnstocher-Ammei)

Arzneimittelbild: Wirkt auf die Herzdurchblutung sowie auf die Bronchien und die glatte Muskulatur der inneren Organe.

Leitsymptome: – spastische Zustände der inneren Organe
– Herzdurchblutungsstörungen
– Koliken der Gallen- und Harnwege.

Potenz: D6

Modalität: –

Ammonium carbonicum (Hirschkornsalz)

Arzneimittelbild: Bei fettleibigen, trägen Tieren

Leitsymptome: – die Schleimhäute der Atemwege sind besonders betroffen, neigen zu Erkältungen
– Herzschwäche mit Erstickungsanfällen
– Harnvergiftung (Urämie)
– verschmutzte Körperöffnungen

Potenz: D4

Modalität: *Besser:* frische Luft;
Schlechter: abends nachts

Antimonium crudum (Grauspießglanzerz)

Arzneimittelbild: Ein wichtiges Mittel bei chronischen Erkrankungen des Magen-Darm-Traktes. Auffällig ist eine weiße, dick belegte Zunge.

Leitsymptome: – Nase aufgesprungen und bedeckt mit Krusten
– rissige Mundwinkel
– Zunge dick, weiß belegt
– Durchfall wechselt mit Verstopfung

Potenz: D6

Modalität: *Besser:* im Freien, in Ruhe, feuchte Umschläge
Schlechter: abends, Hitze, nasse Umschläge

Apis mellifica (Honigbiene)

Arzneimittelbild: Die charakteristischen Symptome nach einem Bienenstich sind das Arzneimittelbild: Ödeme und schmerzhafte Schwellungen der Haut und der Schleimhäute. Dabei handelt es sich um ein akutes Krankheitsbild.

Leitsymptome:
- Ödeme im Bereich der Augenlider
- Geschwollene Mandeln, Halsentzündung sowie ödematöse Anschwellung.
- wäßriger Durchfall
- Brennen und Schmerzhaftigkeit beim Urinieren
- geschwollene Beine

Potenz: D6

Modalität: *Besser:* im Freien, Kälte;
Schlechter: Hitze, Berührung, in geschlossenen Räumen

Arbrotanum (Eberraute)

Arzneimittelbild: Ist ein sehr gutes homöopathisches Heilmittel bei Marasmus (=verwelken), d.h. bei abnehmender Lebenskraft, allgemeiner Schwäche, auch bei Altersschwäche

Leitsymptome:
- Altersschwäche
- Schwäche nach Erkrankungen

– welkender Lebensmut
– aufgetriebener Bauch, Wechsel von Durchfall und Verstopfung
– Spulwurmbefall

Potenz: D3

Modalität: *Besser:* Bewegung
Schlechter: kalte Luft

Arnica (Bergwohlverleih)

Arzneimittelbild: Die Verwendung von Arnica als Mittel gegen Verletzungen war schon Römern und Griechen bekannt. Es wird in der Homöopathie nach Unfällen verwendet. Arnica wird sowohl bei allen frischen, wie auch bei verschleppten Verletzungen verwendet. Sowohl bei offenen Wunden als auch bei unverletzter Haut kann Arnica angewendet werden.

Leitsymptome:
– Zerschlagenheit
– Wundschmerzen am ganzen Körper
– der Patient will nicht berührt werden, schreit sofort auf
– der Patient ist erschöpft, matt und müde
– Heimtiere sind teilnahmslos

Potenz: bei frischen Verletzungen: D3 – D6 in kurzen Abständen
bei verschleppten Verletzungen: D12 – D30

Modalität: *Besser:* –
Schlechter: Bewegung

Aristolochia (Osterluzei)

Arzneimittelbild: Steht in Beziehung zu den weiblichen Geschlechtsorganen, aber auch zum Magen-Darm-Trakt und zur Haut.

Leitsymptome:
- katarrhalische Entzündung im Magen-Darm-Trakt
- Störungen im Bereich des Eierstocks
- Störungen im Bereich der Hirnanhangdrüse
- Eileiterentzündung mit Ausfluß

Potenz: D6

Modalität:
Besser: nach Ausfluß, Bewegung, frische Luft, Wärme
Schlechter: Kälte

Arsenicum album (Weißes Arsen)

Arzneimittelbild: Arsenicum album wirkt auf alle Organe des Körpers und auf den gesamten Stoffwechsel, der durch Arsenicum album angeregt wird. Es steht an der Spitze der Mittel, welche die Empfindung „Brennen“ bei Krankheiten aufweisen. Der Kranke gleicht einer Zimmerpflanze, die zu wenig Wasser bekommen hat. Arsenicum album wird bei allen Krankheiten eingesetzt, die mit einem schnellen Kräfteverfall einhergehen. Arsenicum album sollte nie zu Beginn einer Krankheit eingesetzt werden, sondern erst bei beginnendem Kräfteverfall.

Leitsymptome:
- starker Kräfteverfall, Schwäche und Erschöpfung
- brennende Schmerzen
- viel Durst, trinkt häufig, aber nur kleine Schlucke
- Unruhe mit Angst und Todesfurcht
- trockene Mundschleimhaut

Potenz: D4 – D12, je nach Schwere der Erkrankung (bei schwerer Krankheit: D12)

Modalität: *Besser:* Wärme
Schlechter: Kälte, Ruhe, nach Mitternacht

Belladonna (Tollkirsche)

Arzneimittelbild: Belladonna ist ein Mittel gegen Entzündungen (einsetzbar bei allen Organen) aller Art. Belladonna kann nur während der Krankheitskrise eingesetzt werden. Vor und nach der Krise hat es keine Wirkung. Krise bedeutet, daß die Krankheit auf ihrem Höhepunkt ist. Belladonna ist ein gutes Folgemittel von Aconitum, sollte jedoch mit Aconitum nicht gemeinsam verabreicht werden. Belladonna läßt sich sehr gut mit Lachesis kombinieren bzw. im stündlichen Wechsel mit Bryonia. Belladonna soll nie während des gesamten Krankheitsverlaufes genommen werden. Ist die Krise der Krankheit überwunden, dann muß man Belladonna absetzen.

Leitsymptome:
- Krankheiten treten plötzlich auf „Wie aus heiterem Himmel“
- Fieber mit heißem Kopf
- trockene Schleimhaut
- empfindlich auf alle äußeren Einflüsse

Potenz: D3 – D6

Modalität: *Besser:* Wärme
Schlechter: Kälte, Aufregung, Bewegung

Berberis vulgaris (Sauerdorn)

Arzneimittelbild: Berberis vulgaris ist ein Nierenmittel, in Verbindung mit Nierensteinbildungen. Durch die gestörte Ausscheidung von harnpflichtigen Substanzen entwickeln sich mit der Zeit rheumatische Beschwerden, wobei viele Gelenke betroffen sein können. Die Haut erkrankt an juckenden Dermatosen (Hautkrankheiten). Auch Mykosen (Hautpilze) können auftreten.

Leitsymptome:
- Wechsel der Symptome
  Verstopfung wechselt mit Durchfall
  Durst mit Durstlosigkeit
  Hunger mit Appetitlosigkeit
- häufig ist die linke Seite mehr betroffen

Potenz: D4

Modalität:
Besser: Liegen, Ruhe Wärme
Schlechter: Bewegung, Stehen

Borax (Natriumtetraborat)

Arzneimittelbild: Borax wirkt hauptsächlich auf die Schleimhäute des oberen Verdauungstraktes.

Leitsymptome:
- Geschwüre und Entzündungen in der Mundhöhle
- Nahrung und Trinkwasser wird nur sehr vorsichtig aufgenommen
- Speichelfluß

Potenz: D3 – D6

Bryonia alba (Zaunrübe)

Arzneimittelbild: Die Hauptwirkung von Bryonia alba richtet sich in erster Linie auf die serösen (serös = ein serumähnliches Sekret absondernd) Häute des Bewegungsapparates (Sehnenscheiden, Schleimbeutel, Gelenksschleimhäute, aber auch Brustfell und Bauchfell). Das wichtigste Leitsymptom für Bryonia ist die Verschlechterung bei der Bewegung.

Leitsymptome:
- Rheumatische Erkrankungen. Gelenke sind heiß, rot und berührungsempfindlich.
- akute Polyarthritis (Gelenksentzündung vieler Gelenke)
- stechende Schmerzen
- großer Durst
- die rechte Seite ist häufiger betroffen
- die Entzündung der oberen Luftwege, der Lunge und des Brustfells

Potenz: D4

Modalität:
Besser: Ruhe, Druck, Kälte, Liegen auf der schmerzhaften Seite
Schlechter: jede Bewegung, Wärme

Cactus (Königin der Nacht)

Arzneimittelbild: Cactus hat eine hervorragende Wirkung auf Herz und Kreislauf. Es wird bei allen Herz- und Kreislaufstörungen, vor allem nach Infektionskrankheiten, eingesetzt.

Leitsymptome:
- Tiere zeigen starke Unruhe mit Todesangst
- Neigung zu Blutungen (Nase, After, Harn)
- die Symptome treten periodisch auf

Potenz: D2 – D3

Modalität:
Besser: Ruhe, frische Luft, stehen auf allen 4 Gliedmaßen
Schlechter: Bewegung, Anstrengung, Liegen auf der linken Seite

Calcium carbonicum (Kohlensaurer Kalk)

Arzneimittelbild: Ist ein wichtiges Heilmittel bei Stoffwechselerkrankungen. Der Stoffwechsel ist verzögert. Störungen vor allem bei den Hormondrüsen, Haut und Knochen.

Leitsymptome:
- Fettleibigkeit mit Knochenerkrankungen
- Osteomalazie durch eine Dysfunktion der Nebenschilddrüse
- Anfälligkeit für Krankheiten
- Schmerzen in den Extremitäten

Potenz: D6

Modalität:
Besser: trockenes Wetter
Sitzen auf der schmerzhaften Seite
Schlechter: Anstrengung, Kälte, Wasser
feuchtes Wetter

Calcium phosphoricum (Calziumphosphat)

Arzneimittelbild: Calcium phos. ist eines der wichtigsten Gewebemittel. Vor allem nach Knochenbrüchen fördert es die Kallusbildung.

Leitsymptome:
- Kopfschmerzen

– Knochenbrüche
– schlechte Kallusbildung
– Knochenmarkserkrankungen, Anämie

Potenz: D6

Modalität: *Besser:* –
Schlechter: bei jeder Wetteränderung

Carbo animalis (Tierkohle)

Arzneimittelbild: Wirkt, auf die Schleimhaut des Magen-Darm-Kanals sowie bei Tumorbildung.

Leitsymptome:
– bei Drüsentumor sowie bei Tumoren allgemein
– Magenentzündung und Blähsucht
– Zahnfleischblutung

Potenz: D6

Modalität: *Besser:* frische Luft;
Schlechter: abends nachts

Carduus marianus (Mariendistel)

Arzneimittelbild: Ist ein sehr gutes Lebermittel. Bei allen Lebererkrankungen wie Gelbsucht, Leberentzündung, Leberzirrhose sowie Stauungszustände, die durch eine Lebererkrankung entstehen.

Leitsymptome:
– Übelkeit, Erbrechen von grünem Mageninhalt
– Durchfall wechselt mit Verstopfung
– Lebererkrankungen
– Stauungszustände wie Bauchwassersucht als Folge einer Lebererkrankung

Potenz: D2

Modalität: *Besser:* –
Schlechter: leiseste Berührung

Causticum (Hahnemanns Ätzstoff)

Arzneimittelbild: Causticum wirkt vor allem auf chronische Erkrankungen. Akute Krankheiten können mit Causticum nicht behandelt werden. Vor allem Erkrankungen von Nerven, der Muskulatur und der Haut werden durch Causticum positiv beeinflußt.

Leitsymptome:
- die Tiere sind furchtsam, reagieren nervös, wenn man sie zwingen will
- Kälteempfindlichkeit ist gesteigert
- Entzündungen im Bereich der Körperöffnungen
- vermehrter Speichelfluß
- trockener, krampfartiger Husten
- Harninkontinenz

Potenz: D12 oder D30

Modalität: *Besser:* warmes Wetter, lokale Wärmeanwendung
Schlechter: kaltes Wetter, nachts zwischen 3 und 5 Uhr

Chelidonium (Schöllkraut)

Arzneimittelbild: Chelidonium ist ein ausgezeichnetes Lebensmittel.

Leitsymptome:
- Beschwerden sind auf der rechten Seite
- Schmerzen in der Leberregion
- Gelbsucht sowie subikterische Zustände
- Lungenentzündung, Husten und erschwerte Atmung

Potenz: D6

Modalität: *Besser:* nach dem Essen durch Druck auf die schmerzhafte Region
Schlechter: Bewegung, leichte Berührung

China (Chinarindenbaum)

Arzneimittelbild: Kennzeichen für China ist die Schwäche nach Blutverlust, Ausfluß, Durchfällen und nach durchgemachten Infektionskrankheiten.

Leitsymptome:
- Erschöpfung, Schwäche, Schläfrigkeit
- Wechselfieber (Fieber wechselt mit fieberfreien Perioden)
- viel Durst
- Blässe
- dunkle Blutungen aus den Körperöffnungen
- Schmerzen sind schlechter bei leichter Berührung und besser durch starken Druck

Potenz: D6

Modalität: *Besser:* Wärme, Druck
Schlechter: nachts, Verlust von Körpersäften

Coccus cacti (Cochmilleleaus - Nepal - Schildlaus)

Arzneimittelbild: Bei spastischen (krampfartigen) Zuständen im Bereich der inneren Organe wie Blase, Niere, Magen-Darm-Trakt sowie Bronchien.

Leitsymptome: – zäher Schleim in den Bronchien
– Hustenanfälle
– Harnsteine
– Blut im Harn
– Schmerzen in Blase und Nieren

Potenz: D4

Modalität: *Besser:* Gehen
Schlechter: nach dem Schlaf, Anstrengungen

Colocynthis (Koloquinte)

Arzneimittelbild: Colocynthis wirkt bei Erkrankungen der peripheren Nerven sowie bei Krämpfen der glatten Muskulatur der Eingeweide.

Leitsymptome: – Heftige, ziehende Schmerzen an den peripheren Nerven (z.B. am Ischiasnerv).
– Kolikschmerzen im Bauchraum
– Durchfall mit Kolik

Potenz: D6

Modalität: *Besser:* nach Stuhlgang, nach Abgang von Blähungen, Wärme und Ruhe
Schlechter: Bewegung

Conium (Schierling)

Arzneimittelbild: Gekennzeichnet durch Schwäche des Körpers und aufsteigende Lähmung.

Leitsymptome: – Lähmungserscheinungen
– Muskelschwäche
– körperliche Schwäche
– Tumore aller Art
– vergrößerte Drüsen

Potenz: D6

Modalität: *Besser:* Bewegung
Schlechter: Erkältung, Anstrengung

Convallaria majalis (Maiglöckchen)

Arzneimittelbild: Verstärkt die Kraft des Herzens, fördert die Herzauswurfleistung.

Leitsymptome: – Atemnot
– Herzschwäche
– Bauchwassersucht und Ödemneigung in den Extremitäten

Potenz: D3

Modalität: *Besser:* im Freien
Schlechter: im warmen Zimmer

Cuprum metallicum (Kupfer)

Arzneimittelbild: Krampfartige Beschwerden stehen im Vordergrund.

Leitsymptome: – Krampfanfälle, Epilepsie
– Kolik
– Schmerzen beim Stuhlabgang
– Krämpfe in den Extremitäten

Potenz: D12

Modalität: *Besser:* bei Trinken von kaltem Wasser
Schlechter: durch Erbrechen, bei Berührung

Echinacea angustifolia (Kegelblume)

Arzneimittelbild: Entfaltet eine gute Wirkung bei allen Infektionen durch Steigerung der körpereigenen Abwehrkraft.

Leitsymptome:
- Infektionen, septische Zustände, Blutvergiftung
- Absonderungen übelrichend
- große Schwäche
- bei Fieber frösteln

Potenz: D3/D4

Gelsemium (wilder Jasmin)

Arzneimittelbild: Wirkt vor allem auf das Nervensystem

Leitsymptome:
- Kopfschmerzen
- Muskelzittern
- Schwächegefühl

Potenz: D6

Modalität: *Besser:* frische Luft, Bewegung
Schlechter: feuchtes Wetter, Nebel, vor Gewittern

Helleborus niger (schwarze Nießwurzel)

Arzneimittelbild: Bei Störungen des Nervensystems und Muskelschwäche.

Leitsymptome:
- starker Mundgeruch; trockene, rissige Mundschleimhaut
- unwillkürliche Fußbewegungen
- unruhiger Schlaf

Potenz: D6

Modalität:
Besser: –
Schlechter: abends

Hepar sulfuris (Kalkschwefelleber)

Arzneimittelbild: Hepar sulfuris wirkt bei eitrigen Prozessen von örtlichen Entzündungen. Die Heilung wird durch einen raschen Eiterausfluß beschleunigt.

Leitsymptome:
- Eiterungen, Abszeß
- Mittelohrentzündungen
- Stirneiterungen
- alle Absonderungen stinken

Potenz: D6 bei reifem Abszess
D3 führt zur Reifung des Abszesses

Modalität:
Besser: Wärme
Schlechter: Berührung, Kälte, Zugluft

Hypericum (Johanniskraut)

Arzneimittelbild: Hypericum wirkt auf das Nervensystem. Vor allem bei Schäden des Nervensystems nach Unfällen wirkt Hypericum sehr gut. Hypericum wird auch als „Arnica der Nerven" bezeichnet.

Leitsymptome:
- Nervenverletzungen nach Unfällen, auch nach Operationen
- Schmerzen an der Wirbelsäule (Rückenmark)
- Gehirnerschütterung

Potenz: D1 – D6

Modalität:
Besser: –
Schlechter: Berührung, Kälteeinwirkung, feuchtkaltes Wasser

Kalium carbonicum (Kaliumkarbonat)

Arzneimittelbild: Kalium carbonicum wirkt vor allem auf Herz und Kreislauf und bei körperlicher Schwäche.

Leitsymptome:
- nach Anstrengung tritt sofort Erschöpfung auf
- Ödemneigung
- körperlicher Schwächezustand
- stechende, heftige Schmerzen
- fettige Leberdegeneration
- Wassersucht, Bauchwassersucht infolge Herzschwäche
- schwacher, rascher Puls, der Puls ist kaum fühlbar

Potenz: D6

Kalium carbonicum kann ausgezeichnet mit Cactus oder/und Crataegus kombiniert werden.

Modalität: *Besser:* Wärme, warmes Wetter, tagsüber, Bewegung
Schlechter: liegen auf der rechten Seite, Morgenstunden, kaltes Wetter, nachts

Kreosotum (Buchenholzteerkreosot)

Arzneimittelbild: tiefgreifende Entzündungen an Haut und Schleimhaut

Leitsymptome:
- meist geschwächte oder abgemagerte Tiere
- Mundschleimhautentzündungen
- scharfe, stinkende Absonderungen
- Neigung zur Ausbildung einer eitrigen Hautentzündung
- Tumore bei älteren, abgemagerten Tieren

Potenz: D4

Lachesis (Schlangengift von Lachesis muta)

Arzneimittelbild: Nach dem Schlangenbiß treten sowohl lokale Veränderungen in Form von Wunden oder schlechtheilenden Geschwüren als auch allgemeine Erkrankungen mit Störungen des Immunsystems sowie der blutbildenden Organe auf. Lachesis in homöopathischer Potenz wirkt daher besonders gut bei einem einen Schlangenbiß ähnlichem Krankheitsbild.
Lachesis steigert bei Infektionskrankheiten die körpereigenen Abwehrkräfte durch Erhöhung der Zahl der weißen Blutkörperchen (Leukozyten) und kurbelt die Antikörperbildung an. Es ist ein ideales Mittel bei allen Viruserkrankungen sowie bei bakteriellen Infektionen mit Zeichen einer Sepsis.

Leitsymptome:
- Geschwüre der Haut mit Eiterung
- infizierte Wunden, insbesonders nach Bißverletzungen
- Infektionskrankheiten
- Vergiftungen
- Blutungsneigung
- Fieber, Schwäche
- Beschwerden sind links stärker als rechts

Potenz: D12 (Behandlungsdauer 6 Tage)

Modalität:
Besser: frische Luft
Schlechter: Wärme, Liegen auf der linken Seite, Druck, nachts, morgens

Myristica sebifera (Vcoba - Brasilien)

Arzneimittelbild: Wird auch als „Homöopathisches Messer“ bezeichnet. Bei Abszessen kann dieses Mittel zum Aufbrechen des Abszesses führen, so daß keine chirurgische Spaltung notwendig ist.

Leitsymptome:
- Abszesse und eitrige Prozesse
- Fisteln
- beschleunigte Eiterung

Potenz: D6

Mercurius solubilis H. (Hahnemanns Quecksilberoxyd)

Arzneimittelbild: Dieses Mittel heilt Entzündungen der Schleimhäute. Mercurius solubilis hilft vor allem bei schweren, akuten

Erkrankungen, aber auch bei chronischen Erkrankungen mit immer wieder auftretenden akuten Schüben.

Leitsymptome:

- Entzündungen der Schleimhaut mit Neigung zu Eiterungen
- alle Absonderungen sind übelrichend, scharf und eitrig
- empfindlich gegen kalte Luft

Potenz: D12

Modalität:

Besser: Wärme, Ruhe, gleichbleibende Temperatur
Schlechter: nachts, Bewegung, Temperaturwechsel, Zugluft

Natrium muriaticum (Natriumchlorid)

Arzneimittelbild: Natrium muraticum (Kochsalz) ist ein tiefgreifendes homöopathisches Mittel, das auf alle Organsysteme wirkt.

Leitsymptome:

- Haare sind stumpf und struppig, Haarausfall, es entstehen Pusteln und Krusten mit Juckreiz
- Mundwinkel trocken und rissig
- starker Durst
- es kann Verstopfung mit Durchfall wechseln, der After zeigt Risse, daher auch Schmerz beim Stuhlabgang möglich

Potenz: D6/D12

Modalität:

Besser: im Freien, Liegen auf der rechten Seite
Schlechter: Hitze, Hinlegen, Zimmerwärme

Nux vomica (Brechnuß)

Arzneimittelbild: Nux vomica wirkt hervorragend auf das Nervensystem, sowie auf die Verdauungsorgane. Wichtigster Inhaltsstoff bei Nux vomica ist das Strychnin. Strychninvergiftungen sind gekennzeichnet durch heftige Magen-Darm-Entzündungen mit Erbrechen und Durchfall, sowie mit Störungen des Nervensystems (Epilepsieähnlichen Erscheinungen).

Leitsymptome:
- Heimtiere sind mager bis schlank, nervös und reizbar
- Heimtiere sind leicht und stark erregbar
- Heimtiere haben Abneigung gegen Berührung
- Erkrankung des Magen-Darm-Traktes mit Durchfall und Erbrechen
- Erkrankungen im Bereich der Wirbelsäule
- Unsicherer Gang mit den Hinterextremitäten, sogar eine spastische Lähmung ist möglich.

Potenz: D6

Modalität:
Besser: Ruhe, Schlaf, kalte Getränke, kalte Speisen, abends
Schlechter: morgens, liegen auf der linken Seite, Berührung, Bewegung, kaltes, trockenes Wetter

Oenanthe crocata (Giftige Rebendolde aus Frankreich, Spanien und Algerien)

Arzneimittelbild: Oenanthe crocata ist ein wertvolles Mittel bei epileptischen Anfällen.

Leitsymptome:
- heftige Krämpfe mit Verlust des Bewußtseins
- Epilepsie und epileptifirme Anfälle

– verkrampftes Unterkiefer
– Gesichtskrämpfe

Potenz: D6 – D12

Okoubaka (Rinde eines westafrikanischen Urwaldbaumes Okoubaka Aubrevillei aus der Familie der Octonemataceen)

Arzneimittelbild: Okoubaka ist ein noch wenig erforschtes Mittel. Die einheimische Bevölkerung verwendet Okoubaka in pulverisierter Form gegen jegliche Vergiftung.

Leitsymptome:
- bei jeder Vergiftungslage des Körpers
- bei Stoffwechselentgleisungen
- Ernährungsschäden
- Diabetes mellitus
- nach Magen-Darm-Infektionen
- nach Infektionskrankheiten

Potenz: D2

Modalität: keine bekannt

Opium papaver somniferum (getrockneter Milchsaft des Schlafmohns)

Arzneimittelbild: Opium wirkt auf das Nervensystem, die Psyche und alle inneren Organe. Alle Beschwerden sind durch Bewußtseinsstörungen oder Bewußtseinseingrenzungen gekennzeichnet.

Leitsymptome:
- Bewußtseinseinschränkungen, Schläfrigkeit, Apathie

– hartnäckige Verstopfung
– Gliederzucken
– Lähmungserscheinungen

Potenz: D6

Modalität: *Besser:* Kälte
Schlechter: Hitze, Wärme

Phosphorus (Phosphor)

Arzneimittelbild: Phosphor wirkt entzündlich auf alle Schleimhäute. Zusätzlich kommt es zu Entzündungen von Nerven mit Paralysen sowie zu einer fettigen Degeneration aller inneren Organe.

Leitsymptome:
– alles brennt bei Phosphor (Gefühl des brennenden Schmerzes)
– Bleistiftstühle
– Magenbrennen und Magenblutung
– Leberschwellung, Gelbsucht
– Schleimhautblutungen

Potenz: D12

Modalität: *Besser:* Ruhe, Schlaf, Berührung;
Schlechter: nachts, Kälte

Plumbum metallicum (Blei)

Arzneimittelbild: Bei allen Nervenkrankheiten indiziert, aber auch bei Blut-, Magen- und Darmerkrankungen wirksam. Chronische, degenerative Prozesse stehen im Vordergrund.

Leitsymptome:
- Nervenentzündungen
- Lähmungserscheinungen
- Krämpfe in den Beinen, Zittern der Beine
- Schmerzen in den Extremitäten
- Blutarmut, Gelbsucht
- Koliken des Magen-Darm-Trakes
- chronische Nierenentzündung

Potenz: D6

Modalität: *Besser:* Massage, starker Druck
Schlechter: nachts, Bewegung

Podophyllum (Maiapfel)

Arzneimittelbild: Podophyllum wirkt äußerst gut bei Erkrankungen des Dünndarm und des Leber-Galle-Systems. Gute Wirkung auch bei Durchfallerkrankungen.

Leitsymptome:
- Durchfall mit plötzlicher Entleerung, Stuhl schießt in hohem Bogen gußartig aus dem After (Hydrantenstuhl)
- Durchfall auch mehrmals nachts
- Stuhl mit Schleim, stinkend
- Tiere pressen häufig weiter, obwohl kein Kot mehr kommt
- nach dem Kotabsatz sind die Heimtiere erschöpft
- der After ist entzunden und wund

Potenz: D4/D8

Modalität: *Besser:* Bauchlage
Schlechter: frühmorgens, nach der Futteraufnahme

Psorinum (Nosode)

Arzneimittelbild: Psorinum entfaltet seine Wirkung bei chronischen Erkrankungen. Diese chronische Erkrankung besteht aufgrund einer nie ausgeheilten Vorerkrankung. Typisch ist, daß sich die chronische Erkrankung periodisch verschlechter.

Leitsymptome:
- Heimtiere sind kälteempfindlich, kraftlos und kränklich
- alle Absonderungen haben einen unangenehmen Geruch
- übelrichende Entzündungen des äußeren Gehörganges
- chronische Entzündung der Atemwege
- Verstopfung wechselt mit übelriechendem Durchfall
- chronisches Ekzem mit Juckreiz

Potenz: D30

Modalität:
Besser: Sommer
Schlechter: kaltes Waschen oder Baden, Kälte, Winter, Nacht

Pulsatilla (Wiesenküchenschelle)

Arzneimittelbild: Pulsatilla ist ein überragendes Mittel in der Homöopathie. Pulsatilla kann fast alle Organe beeinflussen. Pulsatilla beeinflußt das Kreislaufsystem, Haut, Schleimhäute, den Verdauungskanal, sowie das zentrale Nervensystem (Gehirn, Gehirnanhangdrüse = Hypophyse).

Leitsymptome:
- reichliche Absonderungen aus Auge, Nase, After; die Absonderungen sind mild, gelb und dickflüssig
- ständiger Wechsel der Symptome: Körpertemperatur steigt und fällt, kein Kot schaut wie der andere aus

- Mundschleimhaut ist trocken, trotzdem wenig Durst
- Entzündung des äußeren Gehörganges und Abgang von gelblichem Eiter
- Schleimhautkatarrh im Verdauungstrakt

Potenz: D4

Modalität: *Besser:* Bewegung, frische, kühle Luft
Schlechter: Ruhe, morgens, Wärme, schwüles Wetter

Pyrogenium (Extrakt aus faulem Fleisch)

Arzneimittelbild: bei allen septischen Zuständen mit Fieber.

Leitsymptome:
- alle Absonderungen stinken scheußlich
- septische Zustände nach Eiterungen
- septisches Fieber

Potenz: D6 – D30

Modalität: *Besser:* Durch Bewegung
Schlechter: –

Rhus toxicodendron (Giftsumach)

Arzneimittelbild: Rhus toxicodendron wirkt auf Haut, Schleimhäute sowie auf die Muskulatur (rheumatische Beschwerden). Wichtigstes Leitsymptom für Rhus toxicodendron ist, daß sich die Beschwerden durch Bewegung bessern.

Leitsymptome:
- die Tiere sind unruhig, sie haben ein großes Bedürfnis nach Bewegung und wechseln ständig ihre Lage.
- Erkrankungen, die als Folge von Erkältungen und

Durchnässungen auftreten.
- Verletzung von Sehnen und Bändern
- rheumatische Beschwerden
- Rückenschmerzen, Nackenstufigkeit
- die Tiere zeigen Lahmheit, besonders nach dem Auf stehen. Nach kurzer Bewegung läßt die Lahmheit nach.
- großer Durst
- Ruhelosigkeit, die Tiere müssen sich bewegen, obwohl Erschöpfung vorliegt.

Potenz: D6 – D30

Modalität: *Besser:* Bewegung, warmes Wetter
Schlechter: Ruhe, Anfangsbewegung, Nässe und Kälte

Sabal serrulatum (Zwergpalme)

Arzneimittelbild: Sabal serrulatum wird als „Homöopathischer Katheder" bezeichnet. Dieses Arzneimittel wird im akuten Stadium von Harnverhalten, bei Blasen- und Prostataentzündung eingesetzt.

Leitsymptome:
- ständiger Harndrang mit erschwertem Urinabsatz
- Harnverhaltung
- Harngrieß

Potenz: D3

Scrophullaria nodosa (Knotige Braunwurz)

Arzneimittelbild: Ein stark wirkendes Mittel bei vergrößerten Drüsen vor allem bei der Milchdrüse.

Leitsymptom: Knoten und Tumore der Brustdrüse
Potenz: D6

Secale cornutum (Mutterkorn)

Arzneimittelbild: Ruft Kontraktionen der glatten Muskulatur im ganzen Körper hervor (Blutgefäße, Magen-Darm-Trakt, Eileiter, Gebärmutter, u.a.).

Leitsymptome:
- anämischer Zustand der Beine und Finger
- Schwäche
- Abmagerung trotz Appetit
- keine Austreibungstätigkeit während der Geburt
- kalte, blasse Füße und Finger
- eisige Kälte der Extremitäten
- faltige, taube, rot-bläulich fleckige Haut an den Füßen

Potenz: D6

Modalität: *Besser:* Kälte
Schlechter: Hitze

Spongia marina tosta (gerösteter Meerschwamm)

Arzneimittelbild: Ein homöopathisches Mittel mit Bezug auf den Atmungstrakt

Leitsymptome:
- Heiserkeit
- trockener Kehlkopf
- trockener, bellender Husten
- Krupphusten
- Herzbeschwerden mit Erstickungsgefühl

Potenz: D6

Modalität:
Besser: Abwärtsgehen
Schlechter: windiges Wetter, Stiegensteigen

Sulfur (Schwefel)

Arzneimittelbild: Sulfur hat eine hervorragende Wirkung auf die Haut. Es wirkt als Entgiftungsmittel und regt den Stoffwechsel der Haut und der Leber an. Wird in der Regel als Einleitungsmittel benutzt, anschließend spezielle Hautmittel.

Leitsymptome:
- Brennen und Jucken der Haut
- Absonderungen und Ausdünstungen in der Regel übelriechend
- fettiges, schuppiges Fell
- Rötung des Afters mit Jucken

Potenz: D30

Modalität:
Besser: trockenes, warmes Wetter, Liegen auf der rechten Seite
Schlechter: Ruhe, Stehen, Baden, zwischen 2 und 5 Uhr morgens

Symphytum (Beinwurz)

Arzneimittelbild: Symphytum wirkt vor allem bei Knochenverletzungen bzw. bei Beinhautverletzungen. Die Pflanze Symphytum (Beinwurz, Beinwell) wurde in der Volksmedizin schon seit alters her bei Knochenverletzungen verwendet. Symphytum wird auch als „Arnica des Knochens" bezeichnet.

Leitsymptome: – Knochenverletzungen (Knochenfissuren, Brüche)
– Beinhautverletzungen
– Verstauchungen und Prellungen
– Exostosen (Knochenaufreibungen) als Folge von Brüchen und Verletzungen

Potenz: D1/D2 regt die Kallusbildung an
D3 – D12 reguliert die Kallusbildung. Bei der Behandlung von Frakturen ist eine Kombination von Symphytum D2 und Calcium phosphoricum D4 sinnvoll.

Modalität: *Besser:* Ruhe, Ruhigstellung der Extremitäten
Schlechter: Bewegung, Berührung

Teucrium marum verum (Katzengamander)

Arzneimittelbild: hat eine besondere Beziehung zu Nasen- und Darmsymptomen.

Leitsymptome: – Schleimpolypen
– Nasenabsonderungen
– Afterjucken
– Wurmbefall

Potenz: D12

Thuja occidentalis (Abendländischer Lebensbaum)

Arzneimittelbild: Thuja occidentalis führt zu einer Aktivierung des Organismus. Thuja occidentalis ist aber kein Anfangsmittel sondern greift bei Krankheiten, die in ein chronisches Stadium übergegangen sind, ein.

Leitsymptome:
- Folgeschäden nach Antibiotika- oder Chemotherapie behandlungen
- chronische, immerwiederkehrende Entzündungen im Bereich der Augen und des äußeren Gehörganges
- After rissig und wund
- Nierenentzündung
- Neigung zu Haarausfall, Schuppen und juckenden Ekzemen

Potenz: D15/D30, lokal: Urtinktur bei der Behandlung von Warzen

Modalitäten:
Besser: frische Luft, leichte Bewegung, Liegen auf der linken Seite
Schlechter: Kälte, Nässe, Ruhe, gegen 4 Uhr morgens

Veratrum album (Weißer Germer)

Arzneimittelbild: Veratrum album wirkt auf den Magen-Darm-Trakt, Kreislauf und auf das Nervensystem. Charakteristisch sind Schwäche, Kreislaufzusammenbruch, eiskalte Füße und starke Brechdurchfälle.

Leitsymptome:
- Heimtiere sind schreckhaft
- Heimtiere haben das Verlangen zu liegen, fahren jedoch immer schreckhaft zusammen
- Kältegefühl am ganzen Körper, frösteln
- Durst auf kaltes Wasser, das aber bald erbrochen wird
- Kreislaufzusammenbruch mit Schwindelanfällen
- Extremitäten sind eiskalt
- Körpertemperatur ist erniedrigt, Schleimhäute sind bläulich verfärbt
- krampfartiger Husten mit Erstickungsgefahr
- Magen- und Darmentzündung mit gallehaltigem

Erbrechen und starkem, erschöpfendem Durchfall
– Muskelzucken, Schmerzen im Rückenbereich, taumelnder Gang

<u>*Potenz:*</u> D2 – D6

<u>*Modalitäten:*</u> *Besser:* Wärme, Ruhe
Schlechter: nachts, Bewegung, Anstrengung, Schreck, naßkaltes Wetter

Literaturverzeichnis

Bergmann,V. et. al.
Akute Toxoplasmaausbrüche in Kaninchenbeständen
Angew. Parasit. 21, 1-6, (1980)

Boericke, W.
Homöopathische Mittel und ihre Wirkungen
Verlag Grundlagen und Praxis, Leer 1986

Brandt, H.-P.
Goldhamster, Meerschweinchen und andere Labortiere in der Allgemeinpraxis
Der praktische Tierarzt 13, 539-542,1972

Garbisch, K; Zwart, P.
Krankheiten der Heimtiere
Schlütersche Verlagsanstalt, Hannover 1995.

Hippe,W.
Untersuchungen zur Ätiologie des „Ansteckenden Schnupfens" der Kaninchen unter besonderer Berücksichtigung von Pasteurella multocida
Vet. med. Diss., Gießen (1979)

Hollmann, P.
Tierschutzgerechte Unterbringung von Heimtieren. Tips für die Beratung in der Kleintierprechstunde
Tierärztl. Praxis, 16, 227 - 236, (1988)

Isenbügel, E.
Diagnose und Therapie der wichtigsten Heimsäugererkrankungen
Schweiz. Vereinigung für Kleintiermedizin, Jahresversammlung Luzern 1983

Jaksch, W.
Zur Klinik der Heimtierkrankheiten
Tagung über Krankheiten der Pelztiere, Celle 1981

Knorr, F; Wenzel, U. D.
Kaninchenkrankheiten.
Verlag Neumann- Neudamm; Melsungen-Berlin-Basel-Wien (1983)

Kunstyr, I. et. al.
Torticollis beim Kaninchen. Ätiologie, Pathologie, Diagnose und Therapie
Berl. Münch. Tierärztl. Wschr. 99, 14 - 19, (1986)

Möller, I.
Meerschweinchen, Kaninchen und Hamster als Patienten in der Kleintierpraxis
Vet-Med. Diss. München 1984

Pfeifer, J.
Über Raubmilben der Gattung Cheyletiella
Wien. Tierärztl. Mschr., 60, 201 - 210, (1973)

Treben, W.; Weber A.,
Homöopathische Hausapotheke für meinen Hund
Heyne Verlag, München 1993

Weber, A.; Treben W.
Hamster - Homöopathie und Kräuteranwendung
Ennsthaler Verlag, Steyr, 1995

Wegler, M.
Zwergkaninchen
Gräfe und Unzer Verlag, München, 1994

Stichwortverzeichnis

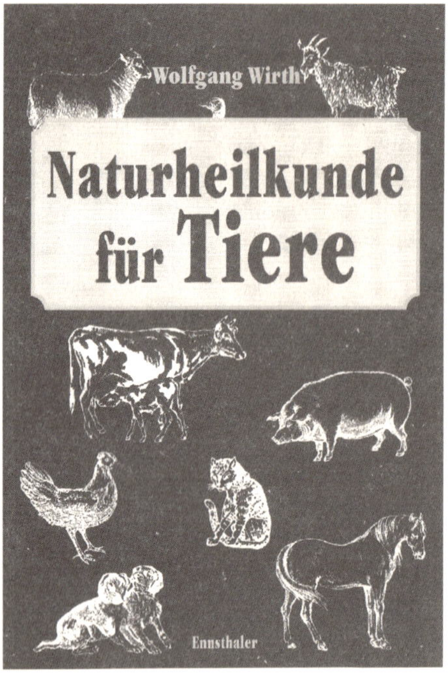

Wolfgang Wirth

Natur-heilkunde für Tiere

Tiere, mit denen wir in Gemeinschaft leben, sei es in der Landwirtschaft, in der häuslichen Gemeinschaft oder im Sport, leiden oft unter denselben Zivilisationsschäden wie die Menschen selbst.
Die Erfahrungen aus Arzneibotanik und Volksmedizin, bei Erkrankungen bei Haustieren angewandt, können hier wirksam helfen.
Von A wie Augenkrankheiten über M wie Milchsekretion bis W wie Wurmmittel werden in diesem Buch wirkungsvolle Anwendungen mit Heilpflanzen beschrieben.

40 Seiten, br.
ISBN 3-85068-413-X
Format: 16,5 x 24 cm